上海市重点图书

中医住院医师规范化培训指导丛书

总主编　严世芸

中医骨伤科应知应会手册

主　编　詹红生

上海浦江教育出版社

（原上海中医药大学出版社）

图书在版编目(CIP)数据

中医骨伤科应知应会手册 / 詹红生主编. —上海：上海浦江教育出版社有限公司，2014.10(2020.3 重印)
(中医住院医师规范化培训指导丛书 / 严世芸主编)
ISBN 978－7－81121－376－8

Ⅰ.①中… Ⅱ.①詹… Ⅲ.①中医伤科学—手册
Ⅳ.①R274－62

中国版本图书馆 CIP 数据核字(2014)第 168560 号

上海浦江教育出版社（原上海中医药大学出版社）出版
社址：上海海港大道 1550 号上海海事大学校内　邮政编码：201306
分社：上海蔡伦路 1200 号上海中医药大学校内　邮政编码：201203
电话：(021)38284912(发行)　38284923(总编室)　38284910(传真)
E-mail：cbs@shmtu.edu.cn　URL：http://www.pujiangpress.cn
上海盛通时代印刷有限公司印装　上海浦江教育出版社发行
幅面尺寸：113 mm×164 mm　印张：11.75　字数：190 千字
2014 年 10 月第 1 版　2020 年 3 月第 2 次印刷
责任编辑：黄　健　封面设计：赵宏义
定价：29.00 元

《中医住院医师规范化培训指导丛书》编委会

总 主 编　严世芸

副总主编　张怀琼　施建蓉　胡鸿毅

　　　　　黄　平　唐靖一

编　　委（按姓氏笔画为序）

　　　　　石晓兰　刘　华　刘　胜

　　　　　苏　励　吴丹巍　余小萍

　　　　　张兴儒　宗　蕾　郝微微

　　　　　胡国华　施晓芬　郭　裕

　　　　　虞坚尔　詹红生

《中医骨伤科应知应会手册》编委会

主　　编　詹红生

副 主 编　陈一鸣　莫　文　陈永强

　　　　　石　瑛

编　　委（按姓氏笔画排列）

　　　　　万宏波　王　晨　石　瑛

　　　　　孙　波　邱卫东　张　琥

　　　　　陈　霞　陈一鸣　陈永强

　　　　　莫　文　徐　华　奚小冰

　　　　　程少丹　裘敏蕾　詹红生

　　　　　端　磊

主　　审　房　敏

序

住院医师规范化培训是医学生成长为合格临床医师的必由之路，对于保证临床医师专业水准和医疗服务质量具有不可替代性。2010 年上海市把建立住院医师规范化培训制度作为落实国家医改方案的基础性工作之一加以重点推进，按照“社会人”模式，在全市公共平台上，建立统一培训标准、统一要求、统一考核的住院医师规范化培训体系。中医住院医师规范化培训是整个住院医师规范化培训的重要组织部分，目前开展培训的学科有：中医内科、中医外科、中医妇科、中医儿科、中医针灸推拿康复科、中医骨伤科、中医眼耳鼻咽喉科、中医全科。上海中医药学会、上海中医药大学及其 5 所附属医院积极主动地完善机制，探索方法与路径，有序地推进中医住院医师规范化培训工作。

在上海地方本科院校“十二五”内涵建设“085”项目——公共服务平台建设的支撑下，根据《上海市中医住院医师规范化培训细则》，结合三年多的中医住院医师规范化培训的经验，上海中医药大学组织参与培训工作的各学科一线专家和医院管理专家编写了

《中医住院医师规范化培训指导丛书》。丛书对"培训细则"中的培训内容与要求进行细化，并紧扣临床实际以各科的"应知应会"为切入点，突出中医临床实践，强调中医基础知识及临床能力的综合运用。主要内容包括各科的基本概念、常用操作技能和临证处理规范，以及各科常见病症的诊治方法；并附各科常见问题及参考答案、常用方剂汇总。同时，为了提高中医住院医师综合应对能力，丛书还集成了住院医师阶段所需掌握的医政制度、法律法规、医患沟通常用技巧等。相信丛书的出版对于中医住院医师的规范化培训能起到应有的指导作用；同时，也可为后续开展的专科医师培训打下良好的基础。

然，书不尽言，加之中医住院医师的规范化培训国内外均无先例，编写相关指导书籍也是一项创新性的工作，可以说"前无古人"。故对于书中或许存在的某些不足乃至错误，还请专家与读者不吝指教，以便重印时改正。

严世芸

2014.7

前　　言

《中医骨伤科应知应会手册》以《中医骨伤科住院医师培训细则》为基础，将中医骨伤科常用的基础知识、基本技能、基本操作，以及中医骨伤科常见病、多发病的诊治作为主体框架。注重中医骨伤科的课堂知识和临床特点结合、中医经典和现代医学的结合，突出实用性，注重对受训者实践技能的培养，以增强其综合运用所学知识的能力和动手能力，为从事中医骨伤科临床工作打好基础。书中带“*”者为专科轮转医师应增加掌握的内容。

本书的编写得到了上海中医药大学的大力支持和指导，得到了各家培训基地的专家和老师的积极支持和参与，谨此，向有关单位和各位老师表示衷心的感谢！同时希望在本书的使用过程中，各位专家和同道及时提出宝贵的意见和建议，以便不断修订和完善，更好地满足住院医师规范化培训的需要。

詹红生
2014 年 5 月

目　录

上　篇

下　篇

注：*为专科轮转医师增加掌握的内容。

附　篇

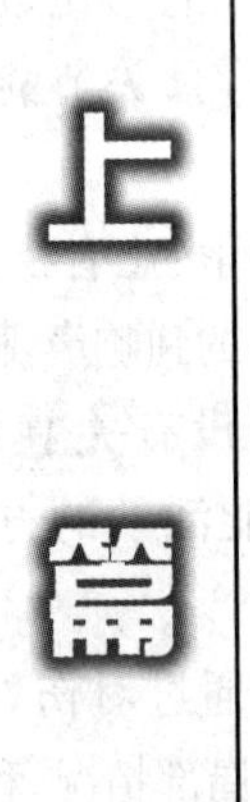

上篇

常用名词术语

1. 损伤: 损伤是指人体受到外界不同因素作用所引起的皮肉、筋骨、脏腑等组织的破坏,及其带来的局部和全身不同程度后果者。

2. 伤筋: 各种暴力或慢性劳损等原因造成的筋的损伤,统称为伤筋。筋的范围比较广泛,主要是指筋络、筋膜、肌腱、韧带、肌肉、关节囊、关节软骨等的总称。

3. 弹响指: 狭窄性腱鞘炎患者在作屈伸手指时,因肌腱通过肥厚的腱鞘所产生的弹响声,称为弹响指。

4. 异常活动: 在肢体没有关节处出现了类似关节的活动,或关节原来不能活动的方向出现了活动,多见于骨折和韧带断裂。

5. 手摸心会: 用手指通过对伤处的仔细触摸,做到心中有数,以辨明损伤的局部情况,称为手摸心会。

6. 正骨八法:《医宗金鉴·正骨心法要旨》归纳为“摸、接、端、提、推、拿、按、摩”八法,后世习惯称它为“正骨八法”。

7. 导引: 即练功疗法,通过肢体运动的方法来防治某些损伤性疾患,促进肢体功能加速恢复的一种方法。

8. 膏药：古称薄贴，是中医外用药物的一种特有剂型。是指药物细末配以香油、黄丹或蜂蜡等基质炼制而成的外用剂。

9. 药膏：又称敷膏或软膏，是指将药碾成细末，然后选加饴糖、蜜、油、水、鲜草药汁、酒、醋或医用凡士林等，调匀如厚糊状的外用剂涂敷伤处，具有固定、保护伤处的作用。

10. 骨折：由于外力的作用破坏了骨的完整性和连续性者，称为骨折。

11. 骨折解剖复位：骨折之畸形和移位完全纠正，恢复了骨的正常解剖关系，对位和对线完全良好。

12. 骨折功能复位：骨折复位虽尽了最大努力，某种移位仍未能完全纠正，但骨折在此位置愈合后，对肢体功能无明显妨碍。其复位标准是：① 对线：旋转移位必须完全矫正。成角移位矫正后的成角，成人不宜超过 10°，儿童不宜超过 15°。② 对位：长骨干骨折，对位至少应达 1/3 以上，干骺端骨折对位至少应达 3/4 左右。③ 长度：儿童处于生长发育期，下肢骨折缩短 2 cm 以内，若无骨骺损伤，可在生长发育过程中自行矫正，成人则要求缩短移位不超过 1 cm。

13. 骨折迟缓愈合：又称延迟连接，是指骨折经处理后，愈合速度缓慢，已超出该类骨折正常临床愈合时间较多,X线片显示骨折线不消失,骨折端尚未连接,其骨折断端无硬化现象,骨髓腔并未封闭。但骨痂仍有继续生长的能力,只要找出发生的原因,作针对性的治疗,骨折还是可以连接起来的,称为骨折迟缓愈合。

14. 骨折不愈合: 骨折所需愈合时间再三延长后,骨折仍没有愈合,断端仍有异常活动,X线片显示骨折断端互相分离,骨折线清晰可见,两断端萎缩光滑,骨髓腔封闭,骨端硬化者,称为骨折不愈合。

15. 畸形: 发生骨折或脱位时,由于暴力作用以及肌肉、韧带的牵拉,常使骨折端移位,出现肢体形状改变,产生特殊畸形。

16. 骨擦音: 骨折时,由于断端相互触碰或摩擦而产生,一般在检查骨折局部时,用手触摸可感觉到。

17. 稳定骨折: 复位后经适当外固定不易发生再移位者,如裂缝骨折、青枝骨折、嵌插骨折、横形骨折、压缩骨折。

18. 不稳定骨折: 复位后易于发生再移位者,如斜形骨折、螺旋形骨折、粉碎骨折等。

19. 脱位: 凡构成关节的骨端关节面脱离正常的位置,发生关节功能障碍者称为脱位。

20. 弹性固定: 弹性固定指脱位后,关节周围未撕裂的筋肉挛缩,可将脱位后的骨端保持在特殊位置上，远端肢体被动活动时，虽可稍微活动，但有弹性阻力，去除外力后，关节又回复到原来的特殊位置。

21. 肘三角： 肘部的三点骨突标志是肱骨内、外上髁及尺骨鹰嘴突，伸肘时这三点连成一直线，屈肘时，这三点连成一等边三角形，因此又称肘后三角。

22. 粘膝征： 髋关节后脱位的体征，也是鉴别诊断髋关节前、后脱位的检查法。后脱位患者患肢不能主动活动，在作外展、外旋动作时呈弹性固定，呈屈曲、内收、内旋畸形，常置于健侧膝上部，称粘膝征阳性。

23. 牵拉肘： 小儿桡骨小头半脱位，又称牵拉肘。由于受牵拉，关节囊和环状韧带被吸入肱桡关节间隙，桡骨小头被环状韧带卡住，阻碍回复而形成桡骨小头半脱位。

24. 疼痛弧： 嘱患者肩外展或被动外展其上肢，当肩外展到 60°～120°范围时，肩部出现疼痛为阳性。这一外展痛的特定区域称为疼痛弧，由于冈上肌腱在肩峰下面摩擦、撞击所致，说明肩峰下的肩袖有病变。

25. 直腿抬高试验： 患者仰卧位，两下肢伸直靠拢，检查者用一手握患者踝部，一手扶膝保持下肢伸直，逐渐抬高患者下肢，正常者可以抬高 70°～90°而无任何不适感觉；若小于以上角度即感该下肢有传导性疼痛或麻木者为阳性。多见于坐骨神经痛和腰椎间盘突出症患者。

26. 拾物试验：让小儿站立，嘱其拾起地上物品。正常小儿可以两膝微屈，弯腰拾物；若腰部有病变，可见以腰部挺直、双髋和膝关节微屈的姿势去拾地上的物品，此为该试验阳性。常用于检查儿童脊柱前屈功能有无障碍。

27. 搭肩试验：又称肩关节内收试验。嘱患者端坐位或站立位，肘关节取屈曲位，将手搭于对侧肩部，如果手能够搭于对侧肩部，且肘部能贴近胸壁即为正常。如果手能够搭于对侧肩部，但肘部不能贴近胸壁；或者肘部能贴近胸壁，但手不能搭于对侧肩部，均为阳性体征，提示可能有肩关节脱位。

28. 握拳试验：又称为尺偏试验。嘱患者作拇指内收，并屈曲各指，在紧握拳后向尺侧倾斜屈曲，若桡骨茎突部出现疼痛，即为阳性。有些患者在拇指内收时，即可产生疼痛，尺偏时疼痛加重，表示患有桡骨茎突部狭窄性腱鞘炎。

29. 回旋挤压试验：又称为回旋研磨试验。取仰卧位，使患侧髋关节和膝关节充分屈曲，尽量使足跟碰触臀部。检查内侧半月板时，检查者一手握膝部以稳定大腿及注意膝关节内的感觉，另一手握足部使小腿在充分外旋、外展位伸直膝关节，在伸直过程中，股骨髁经过半月板损伤部位时，因产生摩擦可感触到或听到弹响声，同时患者感觉膝关节内侧有弹响和疼痛。检查外侧半月板时，在使小腿充分内收、内旋位伸直膝关节时，出现膝关节外侧有弹响和疼痛。用于检查膝关节半月板有无裂伤。

30. 挤压研磨试验： 患者俯卧位，膝关节屈曲90°，检查者一手（或用膝部）固定腘窝部，另一手握住患者足踝部，向下压足，使膝关节面靠紧，然后进行小腿旋转动作，如有疼痛，提示有半月板破裂或关节软骨损伤。

31. 抽屉试验： 又称为前后运动试验、推位试验。患者取坐位或仰卧位，双膝屈曲 90°，检查者一手固定踝部，另一手推拉小腿上段，如能明显拉向前方约 1 cm，即前抽屉试验阳性，提示有前交叉韧带损伤；若能推向后约 1 cm，即后抽屉试验阳性，则为后交叉韧带损伤；若前后均能推拉 1 cm，即为前后抽屉试验阳性，说明有前后交叉韧带损伤。

32. 侧方挤压试验： 又称为膝关节分离试验、侧位运动试验。患者伸膝，并固定大腿，检查者用一只手握踝部，另一手扶膝部，作侧位运动检查内侧或外侧副韧带，若有损伤，检查牵扯韧带时，可以引起疼痛或异常活动。

33. 浮髌试验： 患者取仰卧位，下肢伸直，股四头肌处于松弛状态，检查者一手压在髌上囊部，向下挤压使积液局限于关节腔。然后另一手拇、中指固定髌骨内、外缘，示指按压髌骨，若感髌骨有漂浮感，重压时下沉，松指时浮起，说明关节腔内有积液，为浮髌试验阳性。

34. 挺髌试验：患膝伸直，检查者用拇、示二指将髌骨向远程下方推压，嘱患者用力收缩股四头肌，引起髌骨部剧烈疼痛为阳性。阳性提示髌骨软骨软化症。

35. 反常呼吸：多根肋骨双处骨折时，或者胸侧方多根肋骨骨折，由于暴力大，往往同时有多根肋骨前端的肋软骨关节脱位或肋软骨骨折，使该部胸廓失去支持，产生浮动胸壁，吸气时因胸腔负压增加而向内凹陷，呼气时因胸腔负压减低而向外凸出，恰与正常呼吸活动相反，故称反常呼吸。

常见病辨证及治疗原则

一、气血辨证

气血辨证是中医骨伤科的核心内容之一。气血与损伤的关系极为密切，当人体受到外力损伤后，常可导致气血运行紊乱而产生一系列的病理变化。伤气一般可分为气滞与气虚，但损伤严重者可出现气闭、气脱等证。伤血主要有血瘀、血虚、血热、血寒。临床上，伤气和伤血又常互为因果。

1. 气滞证：是指人体某一脏腑，某一部位气机阻滞，运行不畅所表现的证候。气运行于全身，应该流通疏畅，如人体某一部分、某一脏腑发生病变或受外伤，气机不利，都可使气的流通发生障碍，出现气滞的病理现象。《素问·阴阳应象大论》说："气伤痛，形伤肿。"气本无形，故郁滞则气聚，聚则似有形而实无质，气机不通之处，即伤病所在之处，必出现胀闷疼痛。因此，痛是气滞的主要证候，如气滞发生于胸胁，则胸胁胀痛，呼吸、咳嗽时均可牵掣作痛等。其特点为外无肿形，自觉疼痛范围较广，痛无定处，体表无明显压痛点。气滞在伤科中多见于胸胁损伤，如胸胁迸伤、挫伤后，则出现胸胁部的疼痛、胀闷等气滞证候。

2. 气虚证：是指脏腑组织功能减退所表现的证候。常由久病体虚、劳累过度、年老体弱等因素引起。在伤科疾病患者中如某些慢性损伤患者、严重损伤的恢复期患者、体质虚弱者和老年患者等均可见到。其主要证候是：疲倦乏力、语声低微、呼吸气短、胃纳欠佳、自汗、脉细软无力等。

3. 气闭证：常为损伤严重而骤然导致气血错乱，气为血壅，闭而不宣。其主要见证为出现一时性的晕厥、昏迷不省人事、窒息、烦躁妄动或昏睡困顿等。

4. 气脱证：为本元不固而出现气脱，是气虚最严重的表现。损伤可造成气随血脱，气脱者多有突然昏迷或醒后又昏迷，表现为目闭口开、面色苍白、呼吸浅促、四肢厥冷、二便失禁、脉微弱等证候。常发生于开放性损伤失血过多、头部外伤等严重损伤。

5. 血瘀证：是指因瘀血内阻所引起的一些证候。形成血瘀证原因有：寒邪凝滞，以致血液瘀阻，或由气滞而引起血瘀；或因气虚推动无力，血液瘀滞；或因外伤及其他原因造成血液流溢脉外，不能及时排出和消散。血瘀可由局部损伤出血以及各种内脏和组织发生病变所形成，在伤科疾患中的血瘀多属于局部损伤出血所致。血有形，形伤肿，瘀血阻滞，不通则痛，故血瘀会出现局部肿胀、疼痛。疼痛如针刺或呈刀割样,痛点固定不移,是血瘀最突出的一个症状。血瘀时还可在伤处出现肿胀、青紫,同时由于瘀血不去,可使血不循经,出血反复不止。在全身多表现为面色晦暗、皮肤青紫、舌暗或有瘀斑、脉细或涩等证候。

因为气血之间有着不可分割的关系,所以在伤科疾患中,气滞血瘀每多同时并见。伤气者,每多兼有血瘀,而血伤瘀凝,必阻碍气机流通。临床上每多气血两伤,肿痛并见,但有所偏胜,或偏重伤气,或偏重伤血,以及先痛后肿或先肿后痛等不同情况,故在治疗上常须理气活血同时并进。

6. 血虚证:是指血液亏虚,脏腑百脉失养,表现全身虚弱的证候。血虚证的形成,有禀赋不足;或脾胃虚弱,生化乏源;或各种急慢性出血;或久病不愈;或思虑过度,暗耗阴血;或瘀血阻络新血不生。在伤科疾患中,由于失血过多,新血一时未能及时补充;或因瘀血不去,新血不生,或因筋骨严重损伤,累及肝、肾,肝血肾精不充,都可导致血虚。血虚证候表现为面色不华或萎黄、头晕、目眩、心悸、手足发麻、心烦失眠、爪甲色淡、唇舌淡白、脉细无力。在伤科疾患中还可表现为局部损伤之处久延不愈,甚至血虚筋挛、皮肤干燥、头发枯焦,或关节缺少血液滋养而僵硬、活动不利。血虚患者往往由于全身功能衰退,可出现气虚证候。气血俱虚则在伤科疾患中表现为损伤局部愈合缓慢,功能长期不能恢复等。在创伤严重失血时,往往会出现四肢厥冷、大汗淋漓、烦躁不安,甚至晕厥等虚脱症状。血虽以气为帅,但气的宁谧温煦需要血的濡养。失血过多时,气浮越于外而耗散、脱亡,出现气随血脱、血脱气散的虚脱证候。

7. 血热证:是指脏腑火热炽盛,热迫血分所表现的证候。损伤后积瘀化热或肝火炽盛、血分有热均可引起血热。临床可见发热、口渴、心烦、舌红绛、脉数等证候,严重者可出现高热昏迷。积瘀化热,邪毒感染,尚可致局部血肉腐败,酝酿液化成脓。

8. 血寒证:损伤后,由于气血受损,正气不足,或筋伤经久不愈,全身或损伤局部容易遭受寒邪入侵,寒则导致血行不畅,经脉凝滞,同时寒性收引,容易导致经筋不舒甚至挛缩,出现疼痛、功能障碍。

二、筋骨辨证

骨错缝、筋出槽是中医骨伤科理论体系指导下逐渐发掘整理出来的。骨缝是指骨与骨相连接处的间隙,也是关节之间的间隙,存在于可动关节和微动关节。骨与骨相连接处有缝隙,如颅骨之间,有矢状缝、人字缝;另外上骨为臼,下骨为杵,四边筋脉镇定,此缝为关节腔。这些缝都表示骨间的正常解剖位置。筋槽是指筋的正常解剖位置,筋之起点、循经、终结处，也都有其正常的轨迹。正常情况下，筋、骨紧密相连，各归其位，通过筋的“束骨”作用，维系着骨关节及其与周围组织的正常结构关系，并完成生理范围内的各种功能活动。

三、脏腑辨证

脏腑是化生气血、通调经络、濡养皮肉筋骨、主持人体生命活动的主要器官。

1. 肝与肾：《内经》指出，五脏各有所主，如“肝主筋”“肾主骨”“肝肾同源”，说明我们的祖先早就认识到骨伤科疾病与肝、肾的密切关系，并将其广泛地运用于临床。

2. 脾与胃：脾主肌肉、四肢，主运化；胃主受纳，腐熟水谷，为“水谷之海”“六腑之大源”。说明全身肌肉、四肢的动动，气血的生化与脾胃功能密切相关。同理，骨伤科病的治疗与康复，也有赖于脾胃功能的正常。

3. 心与肺：心主血脉，肺主气。心肺功能的正常与否直接影响人体气血循行和营养输布，与骨伤疾病也有着密切联系。

四、经络辨证*

经络是运行气血、联络脏腑、沟通表里上下及调节各部功能的通路。临床上，跌仆闪挫所致损伤常与经络有密切关系，如《圣济总录・伤折门》说："若因伤折，内动经络，血行之道不得宣通，瘀积不散，则为肿为痛，治宜除去恶瘀，使气血流通，则可以复元也。"指出了跌仆损伤致经络受损，经络阻塞，气血之道不得宣通，导致气滞血瘀、为肿为痛的病机。同样，如经络为病，气血瘀阻不通，又可导致筋肉失养而发生筋伤疾患，其发病也常累及经络循行所过部位。在治疗方面，经络病机与骨伤疾病的辨证论治亦有着密切关系。

常见症状辨析要点(类证鉴别)

一、颈肩部疼痛

见表1-1。

表1-1　颈肩部疼痛辨析要点

	病　因	症　　状	体　　征	检　　查
环枢关节半脱位	有明显外伤史,好发儿童;或者无明显外伤史,但有近期有上呼吸道感染或者扁桃体发炎病史	枕颈区疼痛,斜颈,颈项活动受限	枕颈区压痛(+),下颌偏斜;颈部屈伸活动轻度受限,旋转活动明显受限	颈椎张口位X线检查提示两侧块与齿状突间距不等;外伤后出现齿突骨折
颈椎过伸伤	过伸为主的暴力损伤导致前纵韧带和椎间盘撕裂,甚至关节突骨折及椎体向后移位,使损伤节段严重失稳	颈部疼痛,颈部活动受限;伴有不同程度的神经根损伤症状,脊髓损伤导致不同程度的瘫痪表现	颈部压痛(+),伴有神经根损伤体征,及不同程度的肢体瘫痪	普通X线检查可表现正常征象,伸屈动力性侧位片提示损伤节段明显不稳,尤其在过伸位片时,上位椎体后移。MRI检查提示前纵韧带损伤甚至断裂

续表

	病因	症状	体征	检查
颈椎骨折脱位	作用颈部的各种暴力损伤包括：伸展、屈曲、旋转、压缩、剪切等都可能导致颈椎骨折脱位	颈椎部疼痛，活动不同程度受限，头部可呈现强迫体位	颈部肌肉有痉挛，压痛广泛，但骨折脱位部最明显；合并脊髓损伤时有不同程度的瘫痪或伴有受损神经根分布区域皮肤过敏、疼痛、感觉减退等异常	X线检查提示骨折脱位征象；CT检查提示骨折块椎管内占位情况；MRI检查提示脊髓损伤情况
落枕	无明显外伤，由于卧姿不当或者着凉诱发	颈项疼痛，酸胀，颈强硬，活动受限	颈项歪斜，一侧斜方肌，和胸锁乳突肌痉挛，伴压痛	X线检查多为阴性
颈椎病(神经根型)	无明显外伤	颈肩部疼痛，向臂或手部放射，或肩、臂、手麻木无力	颈部僵直，活动有受限，受累节段棘突压痛(+)，受累节段支配区皮肤痛觉减退，或者肌力下降，肌肉萎缩，肱二、三头肌反射减弱或消失。臂丛神经牵拉试验(+)，Hoffmann征(—)	X线检查提示相应椎间关节退变，骨质增生，椎间关节不稳定；MRI检查提示神经根受压

续表

	病因	症状	体征	检查
颈椎病(脊髓型)	无明显外伤;发病多在50岁左右	缓慢起病,渐重,手、足麻木,僵硬不灵活,握物不稳,写字不便,步履不稳,足下踏棉感。尿频尿急,排尿困难,胸腹部束带感	锥体束受损体征,肌力减弱,肌张力增高,四肢腱反射亢进,髌阵挛或者踝阵挛(+)。Hoffmann征(+),部分患者Babinski征(+),针刺觉及温度觉减退,深感觉正常	X线检查提示相应椎间关节退变,椎体后缘骨质增生明显,可伴有节段性不稳定;MRI检查提示脊髓受压。阳性体征与MRI检查提示脊髓受压节段一致
颈椎病(交感型)	无明显外伤,40岁左右发病居多,长期伏案工作者好发	主观症状多:头昏头痛,颈肩背痛,半身麻木,发凉感,无汗或多汗;情绪不稳,失眠;心动过速或过缓,心律不齐等	有颈椎及上胸椎棘突压痛;排除心脑血管,高血压病及心脏的器质性疾病	颈椎正位,过伸过屈位X线提示颈椎间关节退变及节段性不稳定;颈段硬膜外封闭后患者症状缓解可帮助诊断
颈椎病(椎动脉型)	无明显外伤	转头时突发眩晕,天旋地转,恶心、呕吐;四肢无力,共济失调,甚至倾倒,但意识清醒	颈项酸痛,活动受限,头部转动诱发眩晕、恶心或倾倒;四肢肌力、感觉正常,病理征(一)	颈椎正位、斜位及过伸过屈位X线提示钩突或上关节突增生,伴有节段性不稳定,椎动脉造影显示受压或血管痉挛

续表

	病因	症状	体征	检查
肩周炎(冻结肩)	无明显外伤,好发50岁左右,女性多见	肩部疼痛,活动受限,疼痛可向颈部及臂部放射;有自愈倾向	肩部疼痛,肩部各个方向主动和被动活动均受限。肩部广泛压痛。上肢肌力及感觉正常,肱二、三头肌反射正常,臂丛神经牵拉试验(－)	X线检查多为阴性
肩袖损伤	慢性损伤与退行性变;急性损伤,肩关节外展活动时损伤	肩痛,肩关节外展受限为主;可伴见向肩胛、手部或者颈部放射	慢性损伤时常见疼痛弧试验阳性;急性损伤时肩峰下、肩关节区及肱骨大结节出均可有压痛	慢性损伤X线检查可见冈上肌肌腱钙化;急性损伤X线检查多为阴性,MRI检查可提示损伤部位
肱二头肌长头腱鞘炎	有创伤,慢性磨损诱因	肩痛,疼痛位于肩关节前部,可向上臂内下方放射。夜间疼痛剧烈	肱骨结节间沟及其上方长头腱区压痛;前臂外旋位抗阻力屈肘试验(＋)	X线检查多为(－)

续表

	病 因	症 状	体 征	检 查
肩关节脱位	有明显外伤史,分盂下脱位,喙突下脱位,胸腔内脱位锁骨下脱位,后脱位	肩痛,肩关节活动受限	伤肢呈弹性固定于轻度外展内旋位,肘屈曲,用健侧手托住患侧前臂。呈“方肩”畸形,肩峰明显突出,肩峰下空虚。在腋下、喙突下或锁骨下可摸到肱骨头。Dugas征(+)	X线检查可提示肩关节脱位类型,以及是否伴有肱骨大结节骨折,或者肱骨外科颈骨折
肩锁关节脱位骨折	外伤史,外力自肩上部向下冲击肩峰或跌倒时肩部着地,偶有极度向下牵引肩关节导致	肩部疼痛,肩关节活动时疼痛加重	肩峰与锁骨肩峰端不在同一平面,可见锁骨外端隆起。肩锁关节处压痛(+),肩关节功能障碍	站立位双手分别提约5 kg的重物,同时摄双侧肩锁关节的X线正位片,体检患侧肩峰与锁骨间隙明显增大
肱骨近端骨折	直接暴力或者间接暴力传到导致骨折	肩部疼痛,肩关节活动不利	肩峰处肿胀,肱骨近端压痛明显,肩关节活动受限	正位及穿胸位X线检查可提示骨折部位,CT检查可明确骨折类型

续表

	病　因	症　状	体　征	检　查
锁骨肩峰端骨折	跌倒肩部着地导致	肩部疼痛,肩关节活动时疼痛加重	锁骨肩峰端压痛明显,有时可见锁骨肩峰端隆起,可及骨擦感,注意与肩锁关节脱位鉴别	X线检查可提示锁骨外侧端骨折及骨折移位情况

二、腰腿痛

见表1-2。

表1-2 腰腿痛辨析要点

1. 单纯腰痛

	病　因	症　状	体　征	检　查
腰椎骨折无神经损伤	有明显外伤(如高处坠下,背部砸压伤等);老年患者无明显外伤,但有搬运重物史	腰部疼痛,平卧时不缓解,改变体位时疼痛加重	有明显腰椎体叩压痛,可伴有腹胀,及神经系统损伤,注意患者下肢的运动功能及皮肤感觉情况、肛门括约肌和膀胱功能	X线检查提示椎体变形,上下棘突间隙改变,椎弓根间距改变。CT检查可见有无椎板骨折下陷,关节突骨折,及骨折块突入椎管程度。MRI检查可提示椎管内有无压迫,鉴别是新鲜还是陈旧性骨折

续表

	病 因	症 状	体 征	检 查
急性腰扭伤	有腰部突然扭转、搬运重物史	扭伤瞬间开始腰痛、持续性，不敢活动，咳嗽时加重；无下肢放射痛	腰椎体叩压痛(一)，肌肉、肌附着点、椎间小关节、骶髂关节处压痛(+)	X线检查提示腰椎无骨折，可见腰椎侧弯，腰椎退行性改变。CT检查可见关节突增生，骨赘形成
腰三横突综合征	有外伤或者劳损诱因	腰部反复疼痛，可急性发作；一侧为主，有时同侧臀部可出现弥散性疼痛	骶脊肌外缘腰三横突部压痛(+)；可出现臀部放射痛；腰部活动时疼痛加重；晨起或弯腰时疼痛加重。急性发作时一侧腰肌紧张；长期发病患者可出现患侧肌肉萎缩，继发对侧肌肉紧张，进而导致对侧腰痛	X线检查可见腰椎不同程度侧弯；第三横突过长

续表

	病因	症状	体征	检查
强直性脊柱炎	无明显外伤诱因	下腰背部和骶髂关节部疼痛可放射至臀部及大腿部，腰部僵硬不能久坐	骶髂关节有深压痛，脊柱各方向活动均受限，且渐加重，直至强直，可出现严重驼背、髋关节屈曲内收强直畸形	X线检查可见骶髂关节边缘呈锯齿状，关节面渐模糊，关节间隙变窄，直至完全融合。脊柱椎间隙边缘骨桥样韧带骨赘，直至呈现竹节样变。抗"O"高于正常者26.2%，HLA-B27阳性率为90%左右
腰肌慢性劳损	无外伤诱因，久坐，劳作，寒冷刺激可诱发	反复发作腰部钝痛，休息后减轻	压痛区广泛，棘突旁骶棘肌、髂嵴后部、第三腰椎处压痛（+）	X线检查提示腰椎不同程度退行性改变
腰椎间盘源性疼痛	部分患者有比较明确的外伤史	外伤诱因后数月出现腰痛，疼痛反复发作，逐渐加重；久坐、久站后症状加重，平卧后可缓解；下肢疼痛区域往往不明确	患者在腰部屈伸、侧弯、旋转时疼痛加重；椎旁压痛点有时不明确；直腿抬高试验（－）；下肢肌力、感觉及反射情况往往正常	X线、CT检查往往提示正常；MRI检查可以看到椎间盘明显退变，部分患者可以看到椎间盘后缘有高信号；椎间盘造影对本病有确诊价值

续表

	病因	症状	体征	检查
骨质疏松症	无外伤史	腰背钝痛为主,可伴有全身多处骨质酸痛	腰椎叩压痛广泛,可出现驼背畸形;脊柱骨折多无外伤史	X线检查可见骨质疏松,椎体变为楔形或者腰椎呈现双凹形。X线提示骨质疏松时,骨量丢失超过30%,骨密度的测量可更早提示骨质疏松的存在
脊柱肿瘤	无外伤史,可有肿瘤病史	疼痛进行加重,夜间疼痛明显	腰椎病变椎体压痛(+),叩痛(+)	影像学检查提示:腰椎椎体破坏征象,椎间隙尚完整
腰椎结核	无外伤诱因,可能有结核病史	慢性疼痛,有时晚上痛醒,活动时加重,全身乏力,体重减轻,低热,盗汗	腰肌板样痉挛,脊柱活动受限,可有后凸畸形,寒性脓肿	X线检查早期征象仅有椎间变窄,椎体骨质稀疏,随后有死骨和椎旁阴影扩大;CT检查可早期发现并确定病变范围,可分四型:碎片型、溶骨型、骨膜下型、局限性骨破坏型

续表

2. 腰痛伴有腿痛

	病因	症状	体征	检查
腰椎间盘突出症	可有如厕努挣，蛙跳，弯腰搬抬重物等诱因	腰痛，常伴有放射性腿痛，咳嗽、大便时可见加重	脊柱侧弯僵硬，腰椎病变间隙有压痛伴放射痛；直腿抬高试验(＋)，下肢运动感觉异常，大小便功能异常	X线检查可见腰椎侧弯，椎间隙变窄呈现前窄后宽现象。CT检查可提示椎间盘膨出、突出的类型，椎间盘的真空现象，Schmorl结节和椎间盘的钙化
腰椎椎管狭窄症	无明显外伤诱因	腰腿痛，有典型间歇性跛行	患者主诉症状与客观体征不符，腰椎前屈不受影响，脊柱后伸及侧屈时疼痛加重，直腿抬高试验(－)	X线检查可见椎间隙变窄，椎体前、后缘骨赘形成，椎弓根较短，上、下关节突肥大，关节突间距减小。CT检查可显示椎孔的形状，骨界，侧隐窝，关节突间隙，椎间盘，黄韧带，硬脊囊及神经根

续表

	病 因	症 状	体 征	检 查
腰椎骨折伴有神经损伤	有明显外伤史	腰部疼痛,平卧时不缓解,改变体位时疼痛;可伴有有下肢放射痛,严重时出现下肢感觉及运动功能障碍	有明显腰椎体叩压痛,可伴有腹胀,下肢放射痛及神经系统损伤征象;注意患者肛门括约肌和膀胱功能	X线检查可见椎体变形,上下棘突间隙改变,椎弓根间距改变。CT检查时需注意有无椎板骨折下陷,关节突骨折,及骨折块突入椎管程度
腰椎退行性滑脱	无明显外伤诱因	腰背痛、臀部痛或者下肢痛。患者常主诉弯腰及骑自行车无困难,伴有坐骨神经痛症状者占70%,间歇性跛行者约30%	腰背部无明显畸形,前屈活动正常,后伸受限;腰五神经根受累者多见,部分出现腰四神经根受累征象。少数患者出现鞍区麻痹,括约肌功能障碍	X线检查可见滑脱腰椎之关节突关节增生肥大,关节面硬化,尤以上关节突为著,腰椎侧位提示上一椎体对下一椎体发生向前水平位移,但无椎弓峡部断裂。以腰4,5常见

续表

	病因	症状	体征	检查
椎管内肿瘤	主要包括神经纤维瘤、神经鞘瘤、脊膜瘤、皮样囊瘤、畸胎瘤、脂肪瘤、血管脂肪瘤、脊索瘤等	早期以刺激压迫神经根为主，导致疼痛；中期压迫脊髓出现下肢感觉异常，肌力改变，此时疼痛可能有所减轻；后期为脊髓完全受压症状	椎体叩压痛不明显，椎间隙可有压痛，放射痛，体位改变时症状有所变化，多见站立时疼痛减轻，卧位时反而加重	X线检查可提示椎间孔扩大，椎弓根间距加宽；CT，MRI可提示明确的影像学诊断证据

3. 单纯下肢疼痛

梨状肌综合征	可有臀部外伤诱因	臀部酸胀痛，大腿后外侧及小腿外侧有放射性疼痛、麻木；咳嗽时疼痛加重；偶有会阴部不适症状	在梨状肌体表投影区有明显的深在性压痛，在臀中部可触及肿硬隆起的梨状肌。梨状肌紧张实验(＋)；患肢内旋抗阻实验(＋)。直腿抬高＜60度时疼痛加重，＞60度时疼痛反而减轻。亦可用利多卡因局部封闭疼痛缓解或消失，进一步诊断为梨状肌损伤	X线、CT，MRI检查排除髋关节骨性疾病，腰椎疾病

续表

	病因	症状	体征	检查
妇科疾病引起的下肢痛	子宫脱垂、子宫后倾、子宫粘连、子宫内膜炎、输卵管炎、盆腔炎、宫颈炎、输卵管肿瘤、子宫浆膜下肌瘤、子宫内膜异位症等	机械刺激，或是炎性刺激，或肿瘤压迫盆腔内神经均可引起腿痛。子宫及其附件的神经来自腹下与卵巢交感神经丛和副交感神经的骨盆内脏神经，起自骶2～4神经，当这些器官的疾病波及到这些神经时，就可反射性的引起腿痛	疼痛多在腰骶部，一般无下肢症状。疼痛性质为钝痛、隐痛或酸痛，无放射痛或串痛。压痛点不明显，呈弥散性。腰腿痛症状多与妇科病的发作(盆腔炎、附件炎等)或月经期有密切关系。患者常有下腹胀痛或坠痛的感觉，同时伴有白带增多、痛经、月经不规则或不孕、精神不振、食欲不佳等症状。腰骶部骨科检查无阳性发现	X线、CT，MRI检查排除髋关节及腰椎疾病；腹部BUS检查，腹部CT检查明确妇科疾病

三、髋部疼痛

见表1－3。

表1－3 髋部疼痛辨析要点

	外伤史	症 状	体 征	检 查
股骨颈骨折	外伤暴力导致	髋部疼痛，负重时加重；部分患者外伤后仍能继续行走	轻度屈髋屈膝及外旋畸形；髋部肿胀不明显，腹股沟韧带中点压痛（＋），髋关节旋转活动受限	X线检查可明确骨折，按骨折移位程度分为GardenⅠ～Ⅴ
股骨粗隆间骨折	外伤暴力导致	发病患者年龄较股骨颈骨折为高。髋部疼痛明显，患肢不能负重	髋部肿胀，可见瘀斑；股骨粗隆部压痛（＋），下肢短缩及外旋畸形明显	X线检查明确股骨粗隆间骨折及移位类型
髋关节脱位	外伤暴力导致	髋关节疼痛，活动不能	髋关节功能完全丧失，髋关节畸形明显，被动活动髋关节引起剧烈疼痛，肌肉痉挛	X线提示：髋关节脱位，根据股骨头相对髋臼的位置分：前脱位；后脱位，后脱位较常见；中心性脱位，多伴有髋臼骨折

续表

	外伤史	症　　状	体　　征	检　　查
髋骨性关节炎	外伤可诱发加重髋骨性关节炎，有原发性和继发性两大类	疼痛，常伴有跛行，在活动时发做，休息后可减轻，受寒后可加重。疼痛可伴有发射痛，如坐骨神经走行区域，膝关节。关节僵硬	髋关节前方及内收肌处有压痛。有晨僵，不超过15 min。髋关节出现屈曲、外旋和内收畸形，导致功能障碍。Thomas 征（十）	X线检查：关节间隙变窄，关节软骨下囊性变，髋臼顶部可见骨质密度增高，外上缘骨赘形成，股骨头变扁
化脓性髋关节炎	无外伤史，急性起病，好发于青少年，细菌感染导致	髋关节剧烈疼痛，有全身症状，寒战、高热	关节处红肿、热，局部压痛；肌肉痉挛引起关节屈曲畸形，久之可发生关节挛缩，甚至半脱位，脱位	X线检查：早期关节肿胀，积液，关节间隙增宽。以后关节间隙狭窄，软骨下骨质疏松破坏，晚期有增生和硬化，骨性强直；关节穿刺和关节液检查是确定诊断和选择治疗方法的重要依据

续表

	外伤史	症　状	体　征	检　查
髋关节结核	无外伤史,可有结核病史,发病隐渐。多见于儿童及青壮年	髋部疼痛,渐加重,日夜不能平卧,一直保持坐位;随之出现跛行;消瘦、食欲减退、盗汗、发热	早期病变以伸髋和内旋受限较多,Thomas征(+)。合并病理性脱位时出现大粗隆升高,患肢短缩,且在屈曲内收位	骨盆正位X线提示:患侧髋臼与股骨头骨质疏松,骨小梁变细,骨皮质变薄;由于骨盆前倾,患侧闭孔变小;患侧髋关节间隙稍髋或稍窄。结核菌素试验,穿刺、滑模切取活检,可明确诊断
股骨头缺血性坏死	(1)创伤性:股骨颈折后发生;儿童及青壮年发生率较老年人高。(2)非创伤性,发病为渐进的慢性过程	早期症状不明显;骨折愈合后又出现髋部疼痛,间歇性或持续性疼痛,负重后加重;常伴有放射痛,如膝内侧的放射痛;髋关节僵硬,进行性短缩性跛行	髋内旋受限,在髋屈曲90°及伸直位均受限;局部深压痛,“4”字试验(—),Thomas征(+),可有纵向叩击痛	X线检查:逐渐出现股骨头密度增高,呈现斑点状或一致性增高;软骨下囊性变,新月征;负重区出现阶梯状塌陷;股骨头全部或部分区域出现不均匀的硬化、死骨破碎,关节间隙狭窄,头呈肥大蘑菇状。MRI:是一种有效的非创伤性的早期诊断方法

续表

	外伤史	症 状	体 征	检 查
髋滑囊炎	劳损发病，多因臀大肌腱与大粗隆摩擦发病	髋粗隆部肿胀疼痛，大腿取屈曲、外展、外旋位可减轻疼痛，内旋则疼痛加重	大粗隆部有压痛，其后方生理性凹陷消失。髋关节纵向叩痛不明显	X线检查提示髋关节无明显异常
梨状肌综合征	髋关节过度内、外旋或外展损伤梨状肌	坐骨神经症状，臀部疼痛，可放射至整个下肢	俯卧位，放松臀部可触及紧张隆起的梨状肌，局限性压痛明显，髋内旋、内收受限，梨状肌试验(+)	X线检查提示髋关节无明显异常

四、膝关节疼痛

见表1-4。

表1-4 膝关节疼痛辨析要点

	外伤史	症 状	体 征	检 查
类风湿关节炎	无外伤史，隐匿性发病，进行性关节受累，也有急性发病	持续性肿胀疼痛，呈多关节，对称性，大关节少于小关节	晨僵超过30 min；多关节受累，发病时常为1～3个关节，而后可发展到3个以上，受累关节呈现对	类风湿因子(+)，血沉加快。X线检查：对称性，骨质疏松，侵蚀性关节病变，关节间隙消失、畸形

续表

	外伤史	症　状	体　征	检　查
			称性；晚期出现关节活动受限及不同程度畸形，膝关节呈内外翻畸形；发现皮下结节，类风湿结节	
膝骨性关节炎	外伤可诱发或加重	早期呈间歇性疼痛，负重时加重，休息后能减轻。呈酸痛性质，很少呈放射痛。关节肿胀。关节僵硬	有晨僵，不超过 30 min；后期常见膝关节内翻畸形；膝关节全屈及全伸时引起疼痛，关节软组织挛缩	X 线检查：软骨下骨硬化，关节间隙变窄，骨赘及软骨下囊性变
膝关节结核	无外伤史，可有结核病史，发病隐渐。多见于儿童及青少年。常为单发	膝关节肿胀痛，活动受限	膝关节弥漫性肿胀，浮髌征(＋)，局限性压痛，有时可见寒性肿胀	血沉快，抗结核菌素(＋)。X 线检查：早期骨质疏松，晚期关节间隙变窄，骨质破坏

续表

	外伤史	症　状	体　征	检　查
化脓性膝关节炎	无外伤史,急性起病,好发于青少年,细菌感染导致	膝关节剧烈疼痛,有全身症状,寒战、高热	关节处红肿、热,局部压痛;肌肉痉挛引起关节屈曲畸形,久之可发生关节挛缩,甚至半脱位,脱位	血白细胞增多,血培养常阳性。X线检查:早期关节间隙变窄,晚期骨质破坏,骨性强直关节穿刺和关节液检查是确定诊断和选择治疗方法的重要依据
半月板损伤	外伤暴力,劳损导致。多见青壮年、运动员、矿工	膝关节肿胀疼痛,功能障碍。休息后疼痛减轻。膝关节有“交锁”现象	肿胀,关节间隙有压痛点,股四头肌出现萎缩现象。McMurray征阳性,研磨试验阳性,侧方挤压试验阳性	膝关节MRI检查的诊断价值已被公认;关节镜能做到诊治兼顾
交叉韧带损伤	外伤导致	膝关节疼痛剧烈,肿胀明显,关节活动受限	Lachman试验(+);抽屉试验(+)	X线检查可见胫骨髁间隆突骨折,关节间隙增宽。MRI检查可明确损伤部位

续表

	外伤史	症　状	体　征	检　查
侧副韧带损伤	外伤导致	关节侧方疼痛，疼痛范围较广，严重时膝关节疼痛不能负重	侧副韧带两端的骨附着点压痛明显；侧方挤压试验(＋)；完全断裂时在副韧带损伤处可摸到失去联系的裂隙	应力作用X线检查提示内外侧关节间隙左右不对称，一侧增宽
髌骨软骨软化症	外伤可引起或加重本病	膝前疼痛，久坐后站立疼痛，下蹲疼痛，上下楼梯疼痛，严重时走跳也痛	股四头肌出现萎缩，可出现积液。髌骨压痛，髌骨周围指压痛(＋)，抗阻力伸膝痛，单足半蹲位试验(＋)	X线检查早期多无变化，晚期可见关节面骨质硬化，脱钙囊性变，关节面边缘骨增生；膝关节镜是很有价值的诊断手段
滑膜皱襞综合征	外伤可诱发、加重本病	膝前髌内侧疼痛、打软腿、假性交锁及关节内弹响，下蹲、上下楼梯时较剧烈	股骨内髁前方常有压痛，可触及条索样增厚的滑膜襞。屈膝时疼痛弧为20°～60°	X线检查多无阳性发现。关节镜下可见滑模皱襞增厚、颜色苍白、弹性较差的改变
髌骨骨折	直接暴力或间接暴力导致	膝前疼痛剧烈，伸膝时加重	髌前皮下瘀血、肿胀，髌骨压痛明显，可及骨擦感	X线检查提示骨折移位情况

续表

	外伤史	症　　状	体　　征	检　　查
胫骨平台骨折	外伤直接或间接暴力导致	膝关节肿胀疼痛，关节功能障碍	胫骨平台损伤侧压痛明显	X线检查可提示骨折类型及移位情况
股骨髁骨折	外伤直接或间接暴力导致	股骨远端膝上出现明显肿胀疼痛，膝关节功能障碍	股骨髁增宽，可见畸形，做膝关节主被动活动时可听到骨擦音	X线检查可提示骨折类型及移位情况

五、腕及手部疼痛

见表1-5。

表1-5　腕及手部疼痛辨析要点

	病　因	压痛部位	检　查
桡骨茎突腱鞘炎	劳损	桡骨茎突	握拳尺偏试验(+)
狭窄性腱鞘炎	劳损	掌指关节掌侧	患指主动屈伸时可有闭锁和弹响
急性化脓性腱鞘炎	细菌感染	屈肌腱腱鞘部位	腱鞘部位肿胀，可有波动感
腕管综合征	劳损，外伤后导致腕管内容物体积增大	腕管	Tinel征阳性；屈腕试验(+)；拇、示、中、环指三个半手指麻木

续表

	病　因	压痛部位	检　查
月骨缺血坏死	外伤诱因，慢性发病	月骨部位	叩击第3掌骨头时疼痛明显；早期放射核素显像检查提示放射性浓聚
舟状骨骨折	外伤暴力	鼻烟窝部位	X线检查提示骨折
Colles骨折	外伤跌倒，腕背屈位着地	桡骨远端	X线提示骨折呈现餐叉样畸形
Smith骨折	外伤跌倒，手背着地	桡骨远端	X线提示骨折呈现“抢上刺刀样”畸形
Barton骨折	外伤暴力	桡骨远端	X线提示桡骨远端背侧缘骨折，骨折块向近侧及背侧移位，腕骨随之移位
反Barton骨折	外伤暴力	桡骨远端	X线提示桡骨远端掌侧缘骨折，骨折块向近侧及掌侧移位，腕骨随之移位

常用专科体检

一、肩部检查

1. 望诊

(1) 方肩畸形：肩关节脱位及三角肌萎缩、腋神经麻痹。

(2) 肿胀：往往为三角肌下滑囊炎。

(3) 对称性：肩胛骨与胸壁之间关系不均匀对称表示前锯肌无力或萎缩(翼状肩)。

2. 触诊

(1) 压痛点：肱骨大结节——冈上肌腱劳损或断裂;结节间沟——肱二头肌腱炎;肩关节后方间隙——骨关节炎;肩胛骨内缘——斜方肌、菱形肌劳损。

(2) 感觉异常：三角肌止点上方出现一圆形皮肤区域感觉减退、消失——腋神经损伤。

(3) 肩三角：喙突尖、肩峰尖、肱骨大结节形成肩三角。位置异常表示骨折或脱位。

3. 特殊检查

(1) 撞击征 *：正常时肩关节可前屈上举达 180°。

注："*"为专科轮转医师增加掌握的内容。

肩锁关节有病变时，肩关节被动上举，肱骨大结节与肩峰前下方产生撞击而产生疼痛。

(2) 耸肩*：冈上肌腱撕裂时，在0°～15°范围内不能主动外展肩关节。如用力外展，肩关节出现耸肩动作，被动外展超过15°位，则可主动外展。

(3) Dugas征：患肢屈肘，手放对侧肩前方，如患肘不能贴紧胸壁，表示肩关节脱位。

(4) Hamilton征(直尺试验)，正常人肩峰位于肱骨外上髁与肱骨大结节连线内侧，用一直尺边线紧贴上臂外侧，一端接触肱骨外上髁，一端如能与肩峰接触，则为阳性，提示肩关节脱位。

二、肘部检查

1. 望诊

(1) 畸形：正常肘关节提携角为5°～15°。女性大于男性。如>15°为肘外翻；<15°为肘内翻。骨折脱位均可造成肘部畸形。

(2) 肿胀：肘后肱三头肌肌腱两侧与肱骨内外侧髁之间凹陷消失，呈饱满状。

2. 触诊

(1) 压痛点：肱骨外上髁——肱骨外上髁炎；桡骨小头——桡骨小头骨折。

(2) 尺神经干：肱骨内上髁后方尺神经沟内可触

及尺神经干，注意粗细、柔软性、有无异常触电感。

(3) 桡骨小头触诊：患肢屈肘90°，检查者以一手的中指置于肱骨外上髁，示指并列于中指远侧，另一手旋转前臂，示指下可感到桡骨小头在旋转。

3. 特殊检查

(1) 肘后三角：正常肘关节完全伸直，肱骨内上髁、外上髁与尺骨鹰嘴突三点为一线；屈肘关节，3个骨性标记连线为一等腰三角形。肱骨髁上骨折，肘后三角关系保持正常，而肘关节脱位时，三点关系破坏。

(2) 腕伸肌紧张试验：肘关节伸直，前臂旋前、被动屈腕可引起肱骨外上髁疼痛为阳性，见于肱骨外上髁炎。

(3) 肘伸直外翻挤压试验：如有疼痛为阳性，见于桡骨小头骨折。

三、腕部及手部检查

1. 望诊

(1) 畸形：餐叉样畸形多为Colles骨折；垂腕手多为桡神经损伤；爪形手多为尺神经损伤；猿手多为正中神经损伤。

(2) 肿胀：腕部肿胀，多见于骨折。鼻烟窝消失多见于舟状骨骨折。多发性掌指关节及近节指间关节肿胀，见于类风湿关节炎。远节指间关节结节(Heberden)见于骨关节病。

(3) 肌肉萎缩：整个前臂肌群萎缩可能为臂丛神经损伤，或上臂正中、桡神经、尺神经损伤。若整个前臂萎缩，按之有硬实感，为缺血肌挛缩。大鱼际肌群萎缩常由正中神经麻痹所致。小鱼际萎缩表示尺神经有病变。骨间肌萎缩，表示尺神经麻痹。

2. 触诊：鼻烟窝有明显压痛和肿胀时，应高度怀疑手舟骨骨折可能。腕关节尺侧压痛可见下尺桡关节半脱位，三角软骨损伤及尺侧副韧带损伤。远端掌横纹屈指肌腱部位有压痛，偶可触及结节；伸指时有疼痛，弹跳感，见于屈指肌腱腱鞘炎。

3. 叩诊：肢体纵向传导叩痛，表示有骨折，例如握拳桡偏，叩击第 3 掌骨头有震痛，则疑有舟状骨骨折。

4. 听诊：手指屈伸过程中，如有弹响，常为该指屈肌腱鞘炎。前臂旋转，下尺桡关节有响声，常为三角纤维软骨损伤。

5. 特殊检查

(1) 握拳尺偏试验：握拳拇指藏于掌心，腕关节极度尺偏，引起桡骨茎突部位剧痛，见于桡骨茎突狭窄性腱鞘炎。

(2) 屈腕试验：两肘置于台面，上臂上举与台面垂直，两腕同时屈曲 90°。如在 1 min 内出现手部正中神经支配区域内感觉异常、麻木，则为腕管综合征。

(3) Froment 试验 *：当腕部尺神经深支病损时，拇内收肌瘫痪，嘱患者两手拇指、示指同时夹一张纸，患侧拇内收肌瘫痪无法做此动作，只好用拇指的指间关节屈曲来代偿夹纸，表现为 Froment 征阳性。

四、髋部检查

1. 望诊： 充分显露双侧髋关节，进行双侧比较。最好采取立位和卧位两种不同体位检查髋关节。

(1) 步态有无跛行，步态是否均匀、稳定，有无摇摆、鸭步式蹒跚等。鸭步多见于双侧先天性髋关节脱位，剪刀步见于脑性瘫痪患者，慌张步态提示震颤麻痹。

(2) 有无畸形，包括髋关节屈曲、内收、外展、外旋、下肢短缩畸形。

(3) 臀肌有否萎缩，皮肤皱襞是否对称。

(4) 髋部周围有无瘢痕、瘘管。

(5) 腰椎前突有无增加。屈髋畸形，常致代偿性腰椎前突。

2. 触诊

(1) 内收肌痉挛：髋关节位于深部，如有病变不易察觉，但常可触及内收肌痉挛，这往往是髋关节局部炎症的早期表现。

(2) 有无包块：脊柱结核、髋关节或大粗隆结核，常在髂窝部、髋关节(小粗隆)周围可触及寒性包块,注意包块大小、范围、压痛,表面有无红、热等。

(3) 大粗隆部弹跳感:多见于弹跳髋。

3. 叩诊:下肢纵向叩击痛,多见于髋部骨折、脱位、炎症等。

4. 特殊检查

(1) 髂坐线测定(Nelaton 线):侧卧位,检查侧向上,屈髋 20°位,将坐骨结节最突出点与同侧髂前上棘连成一线,此线为“Nelaton 线”。正常时,大转子顶点不应超过此线,如超过此线 1 cm 以上,表明大转子上移为阳性。

(2) Bryant 三角底边测定 *:平卧位,沿髂前上棘向检查台面做垂直线,从大转子尖端画一水平线,构成 Bryant 三角,相同方法测出对侧 Bryant 三角底边距离。两侧比较,如一侧底边变短,则为大转子上移。

(3) 髂转子线(Shoemaker 线)测定 *:平卧位,两侧大转子顶点与各自同髂前上棘之间作一连线。正常时,两连接线的延长线相交于脐孔或脐孔上中线。如有一侧大转子上移,则延长线相交于脐孔下,且偏离中线。

(4) 托马斯(Thomas)征:平卧时,检查者将左手放在患者腰椎后方,观察腰背部与检查台面之间距离,如过大表示腰椎过度前突。然后将健侧下肢极度屈髋屈膝，使骨盆后倾，腰背部紧贴术者左手，观察患髋是否能完全伸直，如完全伸直为阴性，如髋关节有屈曲为阳性，并记录检查台面与大腿轴线之间夹角度数。托马斯征阳性，多见于髋关节结核、原发性或继发性髋关节骨关节炎髂腰肌痉挛等。

(5) 特伦德伦堡(Trendelenburg)征(屈氏试验)：背向检查者，检查侧肢体单肢站立，对侧肢体屈髋屈膝上提，如对侧骨盆(髂翼)和臀部皱褶同时上提，为Trendelenburg试验阴性。如对侧骨盆和臀部皱褶反而下降为阳性，表明任何原因所致(该侧)臀小肌、臀中肌功能不良，及髋部支撑不能如髋脱位、髋部陈旧骨折等。

(6) 望远镜试验(telescope试验)：适用于检查幼儿先天性髋关节脱位。患儿仰卧，屈髋、屈膝90°，于检查台面可上下提降为阳性。

(7) 奥氏(Ortolani)征：临床适用于检查幼儿先天性髋关节脱位。患儿仰卧，屈髋、屈膝；检查者一手握住膝部徐徐外展，另一手拇指放在腹股沟下方，大腿内侧，另4手指托住大粗隆并施加适当压力，如有髋关节先天性脱位，可感到股骨头还纳入关节的震动声，并有弹跳感；而当髋关节内收时，又出现股骨头滑出震动和弹跳感，此即为阳性。

(8) Allis征：仰卧位，屈髋屈膝，两足底平放在检查床面,足跟靠紧,观察双膝高低,若一侧低于对侧,为阳性,见于单侧先天性髋关节脱位,股骨短缩等。

(9) Ober 征:患者侧卧位,健侧下肢在下方,患侧下肢不能内收下落到检查床,或两膝不能并拢屈髋。并在髂嵴与大转子之间摸到紧张的髂胫束或臀肌瘢痕带,屈髋时有弹响为髂胫束或臀肌挛缩的特有体征。

五、膝部检查

1. 望诊

(1) 萎缩:股四头肌,尤其是股四头肌内侧头的萎缩是膝关节病的重要体征之一。

(2) 肿胀:髌上滑囊部肿胀隆起、髌韧带两旁"膝眼"消失均表示膝关节有积液,因肌萎缩和肿胀,而使膝呈梭形。

(3) 畸形:观察有无膝内翻(内踝接触、股骨内髁分离 10 cm 以上),膝外翻畸形(股骨内髁接触、内踝分离 10 cm 以上),有无膝屈曲挛缩、膝反屈畸形。

(4) 有无肿块:注意肿块部位、大小,关节活动时肿块能否消失。

(5) 其他:有无瘢痕、瘘管,有无红肿、静脉怒张。

2. 触诊: 触诊顺序为先检查膝前方,如股四头肌、髌骨、髌腱与胫骨结节的关系,然后再俯卧位检查膝关节后方;在屈曲位检查腘窝、外侧的股二头肌、内侧的半腱肌腱、半膜肌腱有否压痛或挛缩。并应注意关节附近皮肤温度。

(1) 压痛点：仔细检查压痛点的部位，这对疾病的诊断有参考价值。常见的压痛点有：关节内外间隙、关节囊附着部、膝内侧或外侧侧副韧带附着部；或韧带实质部、髌韧带两侧脂肪垫髌骨边缘和髌骨关节面后缘、胫骨结节或腘窝部。

(2) 肿块：若触及肿块，除了望诊可观察到体征外，应重点对肿块性质加以描述。如肿块质地、边界、藏于组织内深浅、活动度、波动感、压痛、温度等。

(3) 肿胀：膝关节滑膜有无肿胀、增厚、膝关节屈伸活动时有无滑膜摩擦音或半月板弹跳感。晚期膝关节炎滑膜结核，滑膜显著肿胀和增厚，触诊时可有揉面粉团的感觉。

(4) 磨髌征：膝伸直位，将髌骨于股骨髁相互挤压研磨，并左右上下移动，观察有无摩擦音、疼痛。

3. 听诊： 伸屈和旋转膝关节时有无半月板撞击声，注意音调的清脆或沉闷。

4. 特殊检查

(1) 浮髌试验：膝过伸位。检查者将手掌按压髌上滑囊部，以期将滑囊内液体驱入膝关节腔内，然后另一手以垂直方向上下按压髌骨。如有积液，髌骨犹似浮在液面上，为阳性。一般成人，关节内积液达 50 ml

以上，可显示阳性。关节内积液太多时，反可阻碍髌骨下沉，而液体过少时髌骨又不能漂浮，中等量积液，浮髌试验最显阳性。

（2）回旋挤压试验（Mc-Murray 征，麦氏征）：患者平卧位，检查者一手握住患侧足跟，并屈髋、屈膝，将另一手固定股骨髁并将拇指，示指按压内、外关节间隙；随后被动重复伸屈膝关节，使关节完全松弛后，再将膝完全屈曲，足踝抵住臀部，将小腿极度外展外旋或内收内旋，在保持这种应力位下，逐渐伸膝。如在膝关节伸直过程中引起内侧关节疼痛、响声，同时伴有半月板弹跳感，表明为内侧半月板破裂。如在外侧关节间隙有疼痛、响声，并伴有半月板弹跳感，表明为外侧半月板破裂。

（3）研磨试验（Apley 试验）：患者俯卧在检查台上，屈膝 90°，将小腿向下压，做内旋和外旋活动，使胫骨平台与股骨髁发生研磨。若外旋产生疼痛，表明为内侧半月板损伤；将小腿上提，再做内旋和外旋活动，如外旋引起疼痛，表明内侧副韧带损伤。反之，则为外侧半月板和外侧副韧带损伤。

（4）膝关节过伸、过屈试验：膝关节过伸位时如能引起疼痛，应考虑半月板前角、脂肪垫损伤；如极度屈曲时引起疼痛，应考虑半月板后角损伤。

（5）侧方挤压试验（Bohler 征）：包括内侧侧副韧

带试验和外侧侧副韧带试验。

1）内侧侧副韧带试验：膝关节伸直位，膝外展加压试验，如膝内侧疼痛，膝内侧间隙中度（5～10 mm）或重度（>10 mm）分离，表明是膝内侧侧副韧带，同时伴十字韧带断裂；如膝伸直位为阴性，然后屈膝 30°位，膝外展加压试验，如有中度或重度的关节间隙分离，表明是膝内侧侧副韧带断裂。

2）外侧侧副韧带试验：先后将膝关节放置在伸直 0°位和屈曲 30°位，施行膝内收加压试验，观察外侧间隙有无疼痛和间隙分离程度。

（6）抽屉试验（Lachman 征）：膝关节屈曲约 10°～15°，足靠在检查台，检查者双手握住小腿上端，两手协调地前后交替推拉。如前十字韧带有缺陷，可出现胫骨过度地向前异常活动，正常的髌韧带向下凹陷形态消失而变成向前突出。

（7）前十字韧带试验（前抽屉试验）：膝关节屈曲 60°～90°位，足靠在检查台上，然后将胫骨放在 3 个不同旋转位置，即外旋 15°位，中立位，内旋 30°位。将胫骨推向前方，观察有无异常向前活动度。胫骨向前移动可分为 3 度，Ⅰ度指向前移动 5 mm，Ⅱ度移动 5～10 mm，Ⅲ度移动>10 mm。

1）胫骨外旋 15°位检查：如胫骨内髁比外髁有明显的向前移位，表明前内侧结构松弛，即前内旋转不稳定。如果内侧结构同时伴有前十字韧带缺陷,则有明显的前内旋转不稳定。

2）胫骨中立位检查：只有当前十字韧带缺陷,同时伴有前内结构,即包括侧副韧带、内侧半月板松弛,前抽屉试验阳性。

3）胫骨内旋30°位检查：胫骨内旋30°位时,髂胫束、膝外侧结构、后十字韧带处于紧张状态,在这位置上检查前抽屉试验,如果胫骨外髁有明显的向前旋转移位,表明上述结构发生松弛,即前外旋转不稳定。

（8）后十字韧带试验：与前十字韧带试验一样,膝关节屈曲60°～90°,胫骨在不同旋转位上检查后抽屉试验,观察胫骨向后移位情况。

1）胫骨外旋15°位检查后抽屉试验：如胫骨向后外移位,胫骨前面出现凹陷,表明膝后外侧结构松弛,即后外旋转不稳定。

2）胫骨中立位检查后抽屉试验：如为阳性,表明是膝后十字韧带,同时伴有膝后外侧结构损伤。

3）胫骨内旋30°位检查后抽屉试验：膝后内结构,包括内侧侧副韧带、内侧关节囊、后斜韧带和前十字韧带处于紧张状态,当这些结构断裂时,允许膝后内角部位胫骨髁向后移位。这里有一个前提,即膝后十字韧带必须完整,它可作为胫骨后内旋转的轴心线。如果后十字韧带断裂,整个胫骨向后移位,也即不再发生后内旋转不稳定现象。

（9）侧翻推动髌骨，有无脱位倾向。

六、踝和足部检查

1. 望诊

（1）肿胀：正常踝关节可见内外踝轮廓、跟腱两侧各有一凹陷区，如关节内有积液，上述凹陷区随之消失；跟骨结节周围滑囊炎可致局部肿胀。

（2）畸形：踝、足畸形种类较多，常见畸形如下：① 扁平足：足纵、横弓塌陷，使足跟外翻，前足外展。② 内翻足：表现为足前部内收和内翻，足后部内翻。③ 外翻足：足呈背屈和外翻，足背外侧组织挛缩，跖屈、内翻受限。④ 马蹄足：踝关节跖屈，前足掌、跖骨头部着地，跖趾关节过伸。⑤ 马蹄内翻足：足前部内翻内收，后跟内翻，踝与距骨下关节下垂，成人可有明显的胫骨内旋。⑥ 马蹄外翻足：踝关节跖屈伴足后部外翻，前足外展。⑦ 跟行足：腓肠肌麻痹，踝关节伸肌有力，使踝关节背屈，足跟着地行走。⑧ 踇外翻：踇趾向外偏斜常伴踇趾外旋，第 1 跖骨头内侧常有滑囊炎；前足横弓消失，第 2 趾常骑跨在踇趾背侧，第 2、第 3 跖骨头跖面有胼胝。⑨ 锤状趾：近侧趾间关节屈曲挛缩，趾间关节背侧常有胼胝。⑩ 连枷足：因踝关节周围肌群肌力均消失。⑪ 高弓足：与扁平足相反，足弓隆起（也有人称跟行足）。

2. 触诊

（1）压痛点：踝关节或足部病变部位常有局限压痛点。例如跟腱周围滑囊炎时，局部压痛。足跟痛为跟痛症，多为骨刺和跖筋膜炎。

（2）跟腱断裂：可在跟腱止点的近端皮下触及肌腱断裂的横沟。

（3）腓骨肌腱滑脱：常在踝关节伸屈活动时外踝后方触及肌腱的弹跳感。

（4）其他：注意和比较两侧足背动脉搏动强度。

3. 特殊检查：跖骨头横向挤压试验*：前足内外两侧挤压跖骨头部使其靠拢，如有趾神经瘤或趾间滑囊炎等时，可引起跖骨头部疼痛，常伴有放射痛、足趾趾蹼间麻木、痛觉减退。

七、颈部脊柱检查

1. 望诊

（1）观察头面部有无发育及姿势畸形，颈椎有无短缩，发际是否下移。颈椎生理弧度有无改变。观察胸锁乳突肌大小，若双侧肌腹不对称，颜面不对称，虽然一侧旋转活动受限但无痛苦表情，多为肌性斜颈。

（2）头面、额部有无肿胀、外伤痕迹，五官是否正常，有无出血或分泌物，颈椎旁有无膨隆，咽喉壁是否肿胀。

(3) 如有包块，应注意大小、部位、与吞咽动作关系。

(4) 有无瘘管、瘢痕。

(5) 强直性脊柱炎患者常垂头，颈背僵硬，难以抬头望人和侧头观望，动作呆板。

2. 触诊

(1) 颈椎棘突、棘突旁或横突有无压痛点。落枕时斜方肌中点常有压痛。颈后三角区、锁骨上窝有无压痛。

(2) 触摸颈部淋巴结是否肿大、压痛，触及质硬与周围组织粘连的锁骨上淋巴结常提示患有晚期转移癌肿。

(3) 有无肿块。新生儿胸锁乳突肌上的肿块，常为先天性斜颈；颈侧方如有肿块，往往是颈椎结核、冷脓肿形成所致；颈部下方深部质硬固定的可能为颈肋。颈前三角区触及肿块常为甲状腺病变、甲状舌骨囊肿、囊状小瘤、腮裂囊肿等。有无骨性包块，其硬度、大小、触痛及与颈活动的关系。

3. 叩诊：如患有颈椎病或颈椎间盘突出症，叩击颈椎棘突或棘突旁，常可诱发上肢放射痛，或沿着颈椎纵轴轻叩头顶部，也可诱发上肢痛。

4. 听诊：如有肿块，应听诊检查，注意有无杂音。

5. 特殊检查

(1) 斜角肌挤压(Adson)试验：患者坐位，检查者站立患者后方，一手按住检查侧的桡动脉，肘关节伸直，将上肢逐渐外展、后伸，令患者深吸气屏住呼吸；与此同时令患者下颏转向检查侧或对侧，并给予一定阻力；如桡动脉搏动减弱或消失为阳性，见于胸廓出口综合征。

(2) 过度外展试验*：取坐位，两上肢极度外展、外旋，高举过头，如桡动脉搏动减弱或消失，即为阳性。表示上肢外展外旋位臂丛和锁骨下动脉在喙突下过度紧张，受到胸小肌压迫所致。

(3) 肋锁综合征试验*：患者坐位，两上肢向下牵拉使双肩下垂后伸，如桡动脉搏动减弱或消失，同时在锁骨上、下听到动脉杂音，即为阳性。另一方法是患者立正位，挺胸、两臂后伸，如手麻木或疼痛，桡动脉搏动减弱或消失，即为阳性；表明臂丛和锁骨下动脉在挺胸时压在第1肋骨和锁骨之间。

(4) 臂丛牵拉试验(Eaten试验)：患者坐位，检查者一手将患者头部推向健侧，另一手握住患者腕部向下牵拉，如能诱发患肢疼痛、麻木即为阳性，见于颈椎病。

(5) 颈后伸或颈偏斜压头试验：患者坐位，颈椎后伸位，将头向后下挤压，或将头偏向患侧，再向下压头，如出现颈肩痛或放射痛为阳性，见于颈椎间盘突出症。

(6) 颈部拔伸试验：检查者将双手分别置于患者左、右耳部并夹住头部，轻轻向上提起。如患者感觉颈部及上肢疼痛减轻即为阳性。可作为颈部牵引治疗的指征。

八、腰背部脊柱检查

1. 望诊：两肩、两髂嵴是否在水平面上，以便了解脊柱是否侧弯。如有，应进一步了解侧弯方向、程度。与体位改变有无关系；观察腰椎生理弧度是否增加、变平或消失，腰肌有无痉挛，观察脊柱有无圆弧形或呈锐角后突驼背畸形；腰骶部有无阶梯式下陷畸形；观察躯干背部有无异常咖啡样色素斑块沉着、腰骶部有无丛毛分布，注意腰背部有无包块、瘢痕、瘘管。

2. 触诊

(1) 压痛点：① 棘突压痛：见于棘上韧带损伤、棘突骨折、滑囊炎；② 棘间韧带压痛：棘间韧带劳损；③ 腰3横突压痛：见于腰3横突过长，为腰3横突综合征；④ 骶棘肌压痛：注意压痛部位，有无肌痉挛；⑤ 棘突旁压痛：尤以下腰椎棘突旁深压痛，并可出现向患侧放射痛。

(2) 肿块：如有肿块，应注意以下几点：包括肿块的部位、活动度、质地、大小、压痛、边缘、搏动、波动、温度等。在检查波动感时,应将两手分别放在肿块的左右两边,当一只手指按下时,另一只手指被动抬起;而将两手分别放在肿块的上下两边检查时,则另一只手指不会被动抬起,此即为波动感阳性。脊柱结核并发脓疡,可见于腰三角区、髂窝、股骨粗隆或大腿内侧,甚至可流向腘窝。

3. 叩诊:棘突或小关节突部位叩击,可引起深部疼痛、放射痛,可见于腰椎间盘突出症。

4. 特殊检查

(1) 拾物试验:这是检查儿童脊柱有无强直畸形的较好方法,拾物前可将一物品抛在地上,引逗患儿拾起,如有脊柱僵直,患儿拾物时,往往先一手压着膝上,将躯干保持伸直位,屈髋、屈膝位将物拾起,此为阳性,可视为脊柱病变如结核所致强直。

(2) 腰后伸试验:检查儿童脊柱有无强直、痉挛等体征。裸露背部,俯卧检查台上,将患儿两下肢向上提起离开检查台面,如脊柱有病变,往往表现为脊柱强直而不出现脊柱后伸柔和弧度。

(3) 直腿抬高试验:平卧位,膝伸位,下肢被动抬起,正常可达 80°～90°,如不能达到此高度,同时下肢出现沿着坐骨神经干上疼痛,则为阳性,并记录其抬高度数。

（4）Lasegue 征：患者仰卧同上，检查者将患者下肢直腿抬高到尚未产生疼痛的高度，检查者用一手固定此下肢保持膝伸直，另一手持患者足跖背伸踝关节，产生剧痛者为阳性。这可以鉴别神经原因还是肌肉等其他原因引起的抬腿疼痛。

（5）健侧直腿抬高试验（Fajerztain 试验）：相同方法检查健侧下肢直腿抬高试验，如可引起患侧下肢坐骨神经牵引痛，则为阳性，见于较大的髓核脱出或中央型髓核脱出。

（6）鞠躬试验（Neri 试验）：让患者站立作鞠躬动作，如患肢立刻有放射性疼痛并屈曲，为阳性。提示坐骨神经痛。

（7）挺腹试验 吸气屏息挺腹，提高腹压，减少静脉回流，如诱发患下肢放射痛为阳性。

九、骨盆检查

1. 望诊：应注意在自我保护与尊重患者的情况下充分暴露，观察会阴部、阴囊有无淤斑、肿胀。臀部周围有无瘢痕、瘘管、寒性脓肿。注意骨盆是否有倾斜。

2. 触诊

（1）压痛点：按摸骨盆各骨性隆起。如髂前上棘、髂后上棘、耻骨联合、尾骶部有无压痛。

(2) 肿块：骶部、坐骨结节部位有无肿块，如有肿块，应注意肿块大小、边界、质地、触痛。

3. 特殊检查

(1) 骨盆挤压及分离试验：患者仰卧，检查者用两手，分别在两侧髂嵴上，用力向外下挤压，称为分离试验，反之，双手将两侧髂骨向中心相对挤压，称为骨盆挤压试验，如这两试验能诱发疼痛则为阳性，见于骨盆骨折。

(2) “4”字试验（Patrick 征）：患者仰卧，一侧髋、膝关节屈曲，髋关节外展、外旋，小腿内收、内旋，将足外踝放在对侧大腿之上，两腿相交成“4”字。检查者一手固定骨盆，一手在屈曲膝关节内侧向下压，如能诱发同侧骶髂关节疼痛，则为阳性，见于骶髂关节部位损伤、结核、类风湿关节炎等。

(3) Gaenslen 试验：又称床边试验。患者仰卧，患侧靠床边使臀部能稍突出，大腿垂下，对侧下肢屈髋、屈膝，双手抱于膝前，检查者一手扶住髂嵴，固定骨盆，另一手将垂下床旁的大腿向地面方向加压，如能诱发骶髂关节疼痛，则为阳性，见于用于诊断骶髂关节病变。

十、四肢血管检查 *

1. 望诊：血供正常者，皮肤色泽应红润，指甲呈粉红。一旦血供不足，即表现为皮肤苍白、指(趾)肚瘪陷，如静脉回流不畅、淤流，则可出现肢体皮肤发绀、皮肤皱纹消失、肢体肿胀、皮下水疱，与真皮组织分离。如血供仍不改善，最终出现肢体坏死、干瘪。

2. 触诊

(1) 皮温改变：一旦发生血供不足，或回流不畅，即可使皮温下降。而肢体再植成功，可因血管扩张使皮温较健侧相应测温点高 1～2℃。

(2) 皮肤乳头下静脉网充盈时间：指压皮肤，皮肤呈现苍白，移去手指 2～3 s 内，皮肤色泽返红。如血供欠佳，充盈时间可延长，但此法不精确。

(3) 动脉搏动测定：肢体远端动脉可反映血供情况，但动脉搏动存在并不排除肢体血供没有障碍。

(4) 神经组织缺血：神经组织对缺血最为敏感，一旦发生血供障碍，即可出现该神经皮肤感觉支配区内的感觉异常、过敏或消失。

(5) 肌肉组织缺血：缺血的肌肉组织被动牵拉，可引起剧烈疼痛。缺血引起的感觉障碍和肌肉麻痹应与神经损伤作鉴别，前者往往在缺血区域内感觉与运动全面发生障碍，而后者引起的感觉障碍和肌肉麻痹常符合一定的神经支配。

3. 听诊：动静脉瘘局部可有持续性杂音，收缩期杂音增强，且沿血管径路向远近两侧传递较长距离。

动脉瘤局部可有收缩期杂音，但限于动脉瘤的局部。

4. 特殊检查

（1）肢体位移性色泽变化：将肢体抬高 5～10 min 后放平，一般应在 45～60 s 内转红，如较长时间内不转红润，表明血供不足。

（2）Allen 试验：正常时，腕部桡、尺动脉，足部胫后动脉，足背动脉，分别构成手掌弓和足掌弓供应手和足血运。压迫其中任意一个并不影响手或足血供，如其中一支动脉阻塞或解剖异常，再压相应的另一支动脉时，则可产生皮肤持续苍白，直到放松压迫后才能解除。

十一、周围神经检查

1. 感觉

（1）触觉：嘱患者闭目，检查者以棉絮轻轻触其皮肤，观察触觉有无异常、减退或消失。

（2）痛觉：以针刺皮肤测定痛觉有无减退、消失或过敏。

（3）温冷觉：以 45℃左右的温水和冷水试管分别贴在患者皮肤，判断其温冷觉有无变化。

（4）位置觉：患者闭目，检查者将患肢的末节指（趾）间关节被动背屈或掌（跖）屈，并询问其所在位置。

（5）振动觉：将振动的音叉放在骨隆凸部位，询问有无震感。

(6) 实体觉：闭目，用手触摸，分辨物体形状、大小、方圆。

(7) 两点分辨觉：用两脚针刺圆规，张开两脚，同时刺激患者皮肤，辨别一点还是两点，如不能分辨，逐渐加大圆规角度，直至能辨别为止，加以记录，并与对侧比较。

2. 运动

(1) 肌容积：注意肌肉有无萎缩、肥大。测其周径，并与对侧比较。

(2) 肌力测定(共分 5 级)肌力测定时，应对每块肌肉逐一加以测定，而不能以关节的活动来确定各块肌肉的功能。检查者应当用手指分别扪及各个肌肉和肌腱，以确定有无收缩作用。

(3) 肌张力测定：肌张力增高时，肌肉紧张，被动活动关节有阻力，见于上运动神经元病损；肌张力减退时，肌肉松弛、肌张力减退或消失，见于下运动神经元病损。

3. 反射

(1) 浅反射：刺激体表感受器所引起的反射。浅反射消失，表明体表感受器至中枢的反射弧中断。① 腹壁反射：患者仰卧，放松腹部肌肉，以钝器分别勾划腹壁两侧上、中、下部，观察是否引出该肌肉收缩。上腹壁反射为 T7～9，中腹壁反射为 T9～11，下腹壁反射为 T11～L1。② 提睾反射(L1～3)：以钝器划大腿内侧皮肤，可引起提睾肌收缩，睾丸上提。③ 肛门反射(S5)：以钝器划大腿内侧皮肤，引起肛门外括约肌收缩。④ 球海绵体反射：挤压龟头或提拉 Forley's 导尿管，感受有无肛门收缩。收缩为阳性，提示脊髓功能恢复。

(2) 深反射：刺激肌肉、肌腱、关节内本体感受器可引起的反射。① 肱二头肌反射(C6)患者前臂置于旋前半屈位，检查者将拇指放在肱二头肌肌腱部，以叩诊锤叩击拇指，可引起肘关节屈曲运动。② 肱三头肌反射(C7)：前臂置于旋前半屈位，检查者将手托住前臂，轻轻叩击肱三头肌肌腱，可引起伸肘运动。③ 桡骨膜反射(C7～8)：屈肘、前臂旋前，用叩诊锤叩击桡骨茎突，可引起前臂的屈曲和外旋动作。④ 尺骨膜反射(C8～T1)：屈肘、前臂旋前，用叩诊锤叩击尺骨茎突，可引起前臂旋前。⑤ 膝反射(L2～5)：平卧、双膝半屈位，检查者以手托住腘窝，嘱患者肌肉放松，用叩诊锤叩击髌韧带，可引起伸膝动作。⑥ 跟腱反射(S1)：仰卧，膝半屈，小腿外旋位，或俯卧位，屈膝屈踝，检查者握住患者前半足，使踝轻度背屈，轻叩跟腱，可引起踝跖屈。

(3) 病理反射：① 霍夫曼(Hoffmann)征：患者轻度背伸腕关节，检查者一手握住患者手掌，另一手以示指、中指夹住患者中指，并用拇指轻轻弹拨患者中指指甲，如引起拇指屈曲动作为阳性。需在 30°，60°，90° 3 个位置检查。② 巴宾斯基（Babinski）征：以钝器划足掌外侧线，可引起足踇趾伸直背屈，其他四趾扇形分开则为阳性。③ 奥本海姆（Oppenheim）征：以拇指、示指沿患者胫骨两侧前缘自上向下推压，可出现 Babinski 征相同体征为阳性。④ Chaddock 征：由竹签在外踝下方足背外缘，由后向前划至趾跖关节处，如出现 Babinski 征相同体征为阳性。⑤ Gordon 征：用手以一定力量捏压腓肠肌。如出现 Babinski 征相同体征为阳性。⑥ 踝阵挛：屈膝 90°位，检查者一手托住腘窝，另一手握足，用力使踝关节突然背屈；然后放松，可产生踝关节连续不断交替伸屈运动为阳性。⑦ 髌阵挛：仰卧，伸膝位，检查者一手的拇、示两指抵住髌骨上缘，用力向远端急促推挤；然后放松，可引起髌骨连续交替上下移动则为阳性。

专科特殊实验室检查及辅助检查

一、特殊实验室检查

1. 血沉：血沉加快常与以下疾病有关：各种急性全身性或局部性感染，如活动性结核病（骨结核）；组织损伤和坏死，如骨折、股骨头坏死；患有严重多发性骨髓瘤患者，血浆中出现大量异常球蛋白，血沉加快非常显著，血沉可作为重要诊断指标之一。

2. 碱性磷酸酶(ALP)：ALP临床上常用于骨骼、肝胆系统疾病的诊断和鉴别诊断。碱性磷酸酶存在于机体的各个组织，以骨骼、肝脏、肾脏含量较多。正常血清中的碱性磷酸酶主要来自于骨骼，由成骨细胞产生，经血液到肝脏。因此，ALP与许多骨科疾病密切相关。

碱性磷酸酶偏高预示着骨骼疾病，有可能是佝偻病、骨软化症、骨折愈合期、骨细胞癌和恶性肿瘤骨转移等。

3. 尿酸：为嘌呤代谢的终产物。尿酸因溶解度较小，体内过多时可形成尿路结石或痛风。

血尿酸增高主要见于痛风，但少数痛风患者在痛风发作时血尿酸测定正常。血尿酸增高无痛风发作者为高尿酸血症。此外，在细胞增殖周期快、核酸分解代谢增加时，如白血病及其他恶性肿瘤、多发性骨髓瘤等血清尿酸值常见增高。肿瘤化疗后血尿酸升高更明显。

4. 血钙：血钙水平与人体许多重要功能有关，在调节钙、磷代谢，维持血钙正常浓度中起重要作用的激素主要有甲状旁腺素、降钙素和胆钙化醇。

高钙血症，可使神经、肌肉兴奋性降低，表现为乏力、表情淡漠、腱反射减弱，严重者可出现精神障碍、木僵和昏迷。可见于佝偻病、软骨病、维生素 D 过多症、多发性骨髓瘤、肿瘤广泛骨转移。血钙中度增多，但磷正常或略高，尿钙排泄增多，尿中羟脯氨酸排泄增多，反映骨质胶原的分解。

血钙降低：血钙减低可引起神经肌肉应激性增强而使手足搐搦，可见于佝偻病与软骨病、骨质疏松等。

5. Ⅰ型胶原 C 端肽(CTX－Ⅰ)*：骨基质降解标志物，即骨吸收标志物，用于定量测定人血清或血浆中Ⅰ型胶原 C 端肽降解产物。主要用于：监测绝经后妇女和骨量减少个体的抗骨吸收治疗，评价患骨代谢疾病（如甲状旁腺功能亢进、佩吉特病、骨营养不良）的患者骨吸收状况。

特点：灵敏度高：CTX 只来源于成熟 I 型胶原，在体内不被降解；结果受昼夜变化影响：样本采集时间须一致，以减少昼夜节律对结果的影响；不受进食的影响：胶原饮食对测量结果无影响。

6. PINP *：骨形成标志物。用于定量测定人血清中成骨细胞的活性。主要用于：检测儿童佝偻病、变形性骨炎，监测绝经后妇女骨质疏松治疗疗效，预测骨折风险，监测抗骨吸收治疗疗效和促成骨吸收治疗疗效。

特点：特异性高；线性范围广；结果不受昼夜变化影响；不受肾脏疾病影响。

7. 25 羟基维生素 D *：测定人血清或血浆中的 25 羟基维生素 D。主要用于：佝偻病的诊断，骨质疏松症的预防和治疗监测，骨折和骨关节炎的治疗疗效监测。

8. 降钙素 *：甲状腺 C 细胞分泌的、由 32 个氨基酸组成的多肽分子。降钙素可直接抑制破骨细胞介导的骨重吸收和提高肾小管上皮细胞对 Ca^{2+} 的排泌，在维持体内 Ca^{2+} 稳定方面发挥着重要作用。主要用于：检测变形性骨炎和骨质疏松症，监测甲状旁腺功能亢进、甲状旁腺癌和高血钙症，早期诊断高磷酸血症和甲状腺髓质癌。

9. HLA－B27：HLA－B27 抗原的表达与强直性

脊柱炎有高度相关性，超过90%的强直性脊柱炎患者其HLA-B27抗原表达为阳性，普通人群中仅有5%～10%为阳性，而强直性脊柱炎由于症状与许多疾病相似而难以确诊，因此HLA-B27的检测在此病的诊断中有着重要意义。在脊柱性关节病这一类的疾病中除了强直性脊柱炎以外，还有许多其他的疾病与HLA-B27抗原的表达有着或多或少的相关性，因此HLA-B27的检测在这些疾病的诊断中是一个非常有价值的指标。

10. 免疫球蛋白A定量测定(IgA)*：升高见于多发性骨髓瘤IgA型、类风湿关节炎、系统性红斑狼疮、肝硬化、湿疹、血小板减少及某些感染性疾病。降低见于自身免疫病、输血反应、原发性无丙种球蛋白血症、继发性免疫缺陷及胃肠道吸收不良综合征。

11. 免疫球蛋白G定量测定(IgG)*：升高见于IgG型多发性骨髓瘤、类风湿关节炎、系统性红斑狼疮、黑热病、慢性肝炎活动期及某些感染性疾病。降低见于肾病综合征、自身免疫病、原发性无丙种球蛋白血症、继发性免疫缺陷及某些肿瘤。

12. 尿蛋白电泳*：低分子蛋白尿升高，提示肾病，但病情较轻。高分子蛋白尿升高，提示肾病病情较严重。若尿蛋白为本-周蛋白升高，应考虑为多发性骨髓瘤等疾病。

13. 骨科手术围手术期监测指标：凝血四项、血气分析、血常规、肝肾功能、电解质等常规检测及肝炎类指标、艾滋梅毒的检测结果应达到围手术期标准。根据凝血功能及HGB，HCT等相关指标检测，制定相应输血方案及预约相同输血基数，对保证手术成功及减少输血具有重要的指导意义。

二、辅助影像学检查

1. 常用项目

(1) X线检查：X线检查是骨伤科疾病首选的检查方法，首先可以明确骨骼系统有无病变，另外X线应用时间长(始于1895年)，积累了丰富的临床经验，多数疾病可据此做出诊断，如四肢骨折、骨软骨瘤、内生软骨瘤、骨巨细胞瘤、骨肉瘤等。

X线应该注意的事项：① 正确的位置；② 适当的照相调节；③ 要照正侧(斜)位片；④ 包括软组织；⑤ 包括关节；⑥ 尽量两侧对比。

X线检查对骨伤科疾病的诊断相当重要，但必须十分强调的是：就诊断而言，X线检查及CT，MRI检查等都只是骨科医师借此来验证临床的印象，帮助确定骨伤科疾病的存在与否，而不是依赖它们来发现损伤、诊断疾病。骨科医生必须十分熟悉X线检查的正确运用和理解，但同时也必须更加重视和熟悉临床的检查手段。只有临床检查与X线检查相互补充，彼此印证，才能使诊断更为确切可靠。而且，一旦暂时不具备检查设备，更需要依靠临床检查以对某些损伤做出及时可靠的初步诊断与应急处理，以减少后期的麻烦与损失。

X线检查往往比病理改变和临床表现晚，有时病变微小，或由于成像重叠，X线检查可表现为阴性，或缺乏典型X线表现，需进一步CT，MRI或骨扫描检查。

(2) CT检查*：CT检查，即计算机断层摄影，是将计算机系统与X线系统相结合以获得人体断层图像的方法。其发展，已从最初的单层非螺旋式扫描，经历了单层螺旋式扫描(螺旋CT或SCT)，到如今在大中城市广泛应用的多层螺旋式扫描(多探测器CT或MDCT)。CT扫描根据病变部位与大小，决定层厚和范围，一般为10 mm，5 mm或2 mm。层厚越小，二、三维重建图像越清晰，但扫描范围越小。

CT密度分辨率比X线高，可区分脂肪、液体和肌肉等，能显示细微的钙化、骨化和死骨，尤其对钙化、骨化和死骨的显示均优于X线和MRI。CT断面图像可显示组织结构解剖的空间关系，对解剖复杂部位(骨盆、脊柱等)的显示优于X线。骨与软组织的CT值差别大，一般对同一图像可分别用骨窗和软组织窗观察。

CT 增强是将碘剂注入血管，然后扫描，增加密度对比。主要取决于病灶的血运情况。对区分感染与其他疾病很有帮助。某些肿瘤增强有特点，如巨细胞瘤和动脉瘤样骨囊肿明显强化，并有多个液平面。

CT 的作用与优势：① 明确是否存在骨折和脱位，以及确定骨折范围，尤其在 X 线不能确定骨折而临床强烈怀疑时，CT 一般可提供确切的诊断依据。② 一些复杂解剖区域的骨折脱位（骨盆、脊柱、足部等），X 线检查存在影像重叠而观察不满意，CT 可提供非常有价值的信息。③ 对于关节内的骨折与骨软骨骨折，CT 比 X 线更有价值。④ 在检测骨折愈合过程中，CT 可以更详尽地显示骨折对位对线情况，对于骨折不愈合与畸形愈合的显示也更加满意。⑤ 对于外伤患者，舒适性优于 X 线。⑥ 石膏固定引起 X 线检查图像质量下降，而 CT 不受影响。

尽管 CT 在骨科疾病中能提供很多有价值的信息，但与 X 线相比，CT 检查不但增加了患者的经济负担，更重要的是增加了患者的 X 线辐射量，因此，在临床工作中，选择 CT 检查时需对利弊有合理的衡量。

(3) MRI 检查 *：磁共振成像（MRI）自 20 世纪 80 年代应用于医学以来，骨伤科已经成为其主要应用领域之一。其工作的物理原理完全不同于 X 线和 CT，它不利用 X 射线成像，而主要利用体内氢质子（H^+）在外加磁场作用下的能量变化特性而获得断层图像。

MRI 的优点体现在：① MRI 不利用 X 射线，不存在射线损伤。② MRI 具有极佳的组织对比，尤其可以显示 X 线和 CT 显示不好的软组织对比。③ MRI 具有直接任意平面成像能力，可随意获得冠状面、矢状面和任意斜面图像。

MRI 的不足之处：① 对骨皮质、骨小梁、各种钙化和骨化的细节显示能力不如 X 线和 CT。② 检查费用相对昂贵。③ MRI 检查时间较长，患者舒适感较差。

不同组织的 MRI 强度，见表 1－6。

表 1－6　不同组织 MRI 强度

对　象	T1	T2
关节液、水	低到中等	高
脂肪、黄骨髓	高	中高
肌肉、神经	中等	中等
透明软骨	中等	中等
红骨髓	低	中等
纤维软骨（半月板、盂唇、关节盘）	低	低
空气、骨皮质、肌腱、韧带、瘢痕	低	低
大血管	低	低

(4) ECT 检查*：放射性核素显像(ECT)是通过向体内引入放射性核素或其标志物(显像剂)而实现脏器和病变显像的方法。显像剂在体内的分布和聚集差别取决于血流量、细胞功能、细胞数量、代谢率或排泄引流等因素，因此，ECT 不仅能获得形态学图像，更重要的是提供了组织器官能和分子水平的信息。与目前仍以显示形态学改变为主的其他影像手段(X线、CT，MRI 和 B 超等)比较，这一特点是核素显像的重要优点。ECT 在骨伤科疾病中的应用，归纳如下：① 肿瘤骨转移或原发性骨肿瘤：因骨代谢率增高，可见核素凝聚增强。② 急性骨损伤：多数骨折不需要核素显像。但对于 X 线难以明确的小骨折(手足小骨、胸骨)和脊柱骨折椎体附件骨折，核素显像可以提供诊断依据；全身多发骨折时，核素显像有助于发现隐匿性骨折。③ 应力骨折：核素显像是早期发现应力骨折的敏感方法。④ 损伤后骨坏死的判断：对于判断骨折后是否有骨坏死(股骨头坏死、舟状骨坏死等)，核素显像是早期诊断的敏感方法。⑤ 骨移植存活的检测。⑥ 假体合并症的诊断。⑦ 外伤后骨性关节炎。

目前核素显像在骨伤科疾病的临床应用正在逐渐增多，但仍不是很广泛，主要有以下几方面原因：① CT，MRI 设备的普及使 ECT 应用受限。② ECT

有很好的诊断敏感性,但缺乏特异性。③ ECT 的图像空间分辨率远远比不上 CT 和 MRI 图像。但是,随着技术发展,如 PET - CT,SPECT - CT 的出现,核素显像可能会有更大的应用空间。

(5) 超声检查*：超声检查是研究超声波通过人体组织时,被人体组织作用的规律,并利用这些变化规律来提供人体的内部信息,从而达到诊断的目的。

由于诊断性超声波不能穿透骨组织,导致超声诊断在骨伤科的应用受限。但是,超声波能够穿透肌肉、肌腱、韧带、筋膜和腱鞘等,故对这些软组织的病变能提供一定的帮助。

(6) 骨密度检查(Bone mineral density,BMD)：目前临床上主要有 2 类骨密度仪：超声骨密度仪与双能 X 线骨密度仪。

BUA,T-score 和 Z-Score 是评价骨密度(Bone mineral density,BMD)的三个常用指标,分别所指如下：① BUA：宽波段超声衰减值。② T-score：骨质量与同性别青年组平均 BUA 的比值(T 指数)。③ Z-Score：骨质量与同年龄组平均 BUA 的比值(Z 指数)。

实际临床工作中通常用 T 值来判断自己的骨密度是否正常,正常值参考范围在－1 至＋1 之间;当 T 值低于－2.5 时为骨质疏松。

2. 合理选择应用影像学诊断：骨伤科疾病可供

选择的影像学方法众多，每种方法又各有所长，有些方法对患者还有一定的伤害，因此合理选择应用成为临床医师必须面对的课题。

在目前的骨伤科疾病临床诊断中，X 线、CT 和 MRI 占据了主导地位。从诊断能力上比较，X 线和 CT 对骨结构的显示优于 MRI，但 MRI 具有最好的软组织诊断能力；从患者安全性比较，MRI 是目前公认的对身体无伤害性检查，而 X 线和 CT 均存在射线伤害；从费用上比较，X 线最廉价，而 MRI 费用最高。

常见病的影像学选择，见表 1－7。

表 1－7 常见病影像学选择

疾病	X 线	CT	MRI
骨缺血坏死	早期价值不大，晚期观察关节面完整情况	早期价值不大，中晚期观察关节面完整情况	早期诊断明确（首选）
骨折	大部分骨折	关节、脊柱、颅面骨、骨盆等复杂部位骨折	隐性骨折、微小骨折、早期应力骨折等
脱位	一般脱位	复杂的骨折脱位	价值不大
半月板损伤	关节造影（逐渐淘汰）	价值不大	首选方法
肩袖撕裂	关节造影	CT 关节造影价值较大	首选方法，MRI 关节造影更优

续表

疾病	X线	CT	MRI
盂唇撕裂	价值不大	CT关节造影价值较大	首选方法,MRI关节造影更优
韧带损伤	应力位有一定价值	价值不大	首选方法
关节软骨病变	关节造影(逐渐淘汰)	CT关节造影价值较大	首选方法,MRI关节造影更优

常用治疗方法

一、手法

1. 摩擦类手法

（1）摩法：以示、中、环指末指指腹、或示、中、环、小指指腹，或掌面附着于治疗部位上，通过腕关节的收展回旋，带动着力部位作缓慢的环形抚摩，称为摩法。

【操作要点】① 手法：手指自然并拢。② 着力部位：示、中、环指末节指腹，或示、中、环、小指指腹，或手掌掌面，分别为三指摩、四指摩、掌摩。③ 力度：轻，仅及皮部。④ 方向：顺或逆时针方向操作。⑤ 节律：匀速，不可时快时慢，每分钟 60～80 次。⑥ 摩动时动作协调。肘微屈，腕放松，着力部位自然贴在治疗部位上，不可隔着衣物，用力要平稳柔和，不可时轻时重，不可重力按压。

【作用】温养皮部，宁心安神。摩法力度虽轻，但在治疗部位能产生明显的温热效应。其温热作用能温养皮部，运行卫气，疏通络脉。摩法力度柔和，节律缓慢，作用于机体，产生良性调节，能缓急去躁、抑遏骠悍、安定情志，故有宁心安神作用，属补益手法。

【临床运用】① 新伤初期：瘀肿疼痛，摩伤处。② 胁肋伤：胸胁疼痛、满胀，摩胁肋、日月、期门、大仓穴等。③ 伤后腹满：摩胃脘、腹部。④ 阳虚体质：肢冷畏寒，摩命门、肾俞、关元。⑤ 心神失调：失眠、多梦、易惊，摩印堂、额部、大椎。

（2）推法：以拇指或其余四指指腹，或大鱼际着力，沿治疗部位体表，作单方向的直线推动，称为推法。

【操作要点】① 手形：自然手形。② 着力部位：拇指桡侧缘指腹，或示、中、环、小指指腹，或大鱼际桡侧缘。分别为拇指推、四指推、大鱼际推。③ 力度：轻，略重于摩法。④ 方向：单向。可双手交替进行，如双手分别推向两侧，则为分推。⑤ 节律：较快，略慢于擦法。每分钟约 120 次。⑥ 腕部放松，着力部位紧贴皮肤，力要平行推移，不可往下按压。可配合介质运用。

【作用】疏理皮部，活络散邪。推法是直接在体表皮肤操作的手法。推法的力度略重于摩法，其治疗作用集中于皮部及皮下层，推法的温热效应不如摩法强，但其在体表皮肤形成的大面积平移摩擦力，有推动表阳运行，舒理皮部的作用。另外，大面积的直线摩擦力，对治疗部位的皮肤形成一定的牵拉，对体表的络脉，能产生活络作用。

【临床运用】① 推经络：在躯干或四肢，沿经络走行作顺向或逆向的推法，可产生补、泻作用，以调节经气的盛衰。② 推穴位：多用于头面、颈项、胸腹等表浅部位。如头部：推印堂、分推鱼腰、推太阳穴；颈部：推风府至大椎、推风池至肩井；胸腹部：推华盖至膻中，推巨阙至水分。③ 推瘀肿：新伤瘀肿，在瘀肿表面及邻近作由近向远的推法，有散瘀消肿、活络止痛的作用。

（3）擦法：以侧掌或虚掌着力，在治疗部位作来回的直线摩擦。

【操作要点】① 手法：侧掌擦五指自然并拢；虚掌擦掌心空凹，五指自然并拢。腕关节均须放松，自然伸直。② 着力部位：侧掌擦以小指及手掌尺侧缘着力；虚掌擦以大、小鱼际及手指末节指腹着力。③ 力度：轻，勿过用压力。④ 节律：快，直线往返。每分钟150次以上。⑤ 方向：来回往返，双向用力。⑥ 肘关节放松，自然屈曲，以肩关节的收展带动着力部位来回滑动。可配合油类介质使用。

【作用】温运表阳，散寒通络。擦法以温热效应和较弱的牵拉效应产生治疗作用。其温热效应比摩法强，也更深透；其推动表阳运行的作用也比推法强。擦法治疗后，局部皮肤发潮红，气血循行旺盛，能散寒通络，治疗表寒或寒滞经脉。如沿经络循行作擦法，更有温经散寒、通络止痛的作用。

【临床运用】① 风寒腰痛：擦膀胱经、督脉经，能温阳散寒，行气止痛。此法亦可用于风寒感冒的治疗。② 肢体冷痛：多为寒滞经脉所致，可沿病变肢体的阳经作擦法。下肢冷痛，擦膀胱经、胆经、胃经。上肢冷痛，擦大肠经、小肠经、三焦经。③ 阳虚腰痛：擦腰骶，温养肾阳，散寒止痛。④ 肢体麻木：沿麻木肢体前、后、内、外各侧作擦法。⑤ 胁肋胀痛：沿肋间隙作擦法。

（4）搓法：以双手一定部位着力，在治疗部位作方向相反的相对用力搓动。

【操作要点】① 手形：侧掌、全掌搓时，五指自然并拢；掌心搓时，五指自然分开。② 着力部位：侧掌着力为侧掌搓，全掌着力为掌搓，掌心着力为掌心搓。③ 力度：轻至中，以吸定治疗部位皮肤，使产生皮下摩擦为宜。④ 节律：较快，每分钟 100～120 次。⑤ 方向：往返方向用力。⑥ 肩、肘、腕关节放松，以肩、肘关节的轻微伸屈带动着力部位作搓动。

【作用】温养筋脉，散寒通络。搓法的力度，比摩法、推法、擦法重，深达皮下层。它是以皮下层的温热效应及较弱的牵拉效应产生作用的。搓法的温热效应比摩法强，较擦法深透，能温养较深层的筋脉，使气血循行旺盛，筋脉濡养增强。其柔和的牵拉，能缓解筋脉的拘紧挛急，使筋脉调和，又能协同温热效应，增强筋脉濡养。

【临床运用】① 慢性劳损：伤处络脉痹阻，筋脉失于濡养，搓法有治本的作用，如腰肌劳损，可搓两侧腰肌。② 骨关节炎：退行性骨关节病，筋骨失于濡养，搓法能增强濡养，改善病情。如膝关节炎，可搓髌底、髌尖或髌骨两侧。③ 关节冷痛：如肩关节周围炎，搓肩前、肩后。④ 肢体冷痛：沿患肢前后或内外侧作搓法。

2. 按压类手法

(1) 按法："往下抑之谓之按。"以拇指或掌根、小鱼际等着力，常深压治疗部位，持续用力，称为按法。

【操作要点】① 手形：拇指按，拇指伸直，其余四指握空或自然并拢；掌根按，五指自然张开、微屈曲；小鱼际按，五指伸直、自然并拢。② 着力部位：拇指按，拇指末节指面着力；叠指按，中指末节指面着力；掌根按，掌根着力；侧掌按，小鱼际侧掌着力。③ 力度：中至重。浅表部位用中等力度，如头面、胸腹；肌肉丰厚处力度重，如肩井、环跳。重按后应配合轻柔的揉法。④ 节律：缓慢，深按后停留片刻，按而留之，每分钟 15～20 次。⑤ 方向：垂直用力。⑥ 沉肩，垂肘，腕放松，肩部发力，按压治疗部位组织。

【作用】通络活络，行气止痛。《内经》："按之则热气至。"《医宗金鉴 · 正骨心法要旨》："按其经络，以通郁闭之气。”《厘正按摩要术》:“按能通血脉”,“按也最能通气。”按法力度深透,作用强,能振奋阳气,宣通经脉,消散瘀滞,行气止痛。

【临床运用】按法刺激作用较强,是治疗筋伤的主要手法之一,多在陈伤劳损伴筋强或深部筋伤时用之。亦可与揉法结合运用,组成按揉复合手法。具体运用如下:① 经脉气滞:沿经脉走行作按法。② 脏腑气滞:按压背部位相应俞穴。③ 气滞作痛:按压痛处或其远近端经脉。④ 关节僵凝:指按关节骨缝。⑤ 肢体重困:沿患肢各侧作按法。⑥ 筋结筋强:筋结用指按,筋强用掌根按或侧掌按。如掌根按腰背、按腰骶,侧掌按斜方肌、肩井部等。

(2) 㨰法:以小鱼际或手背,三、四、五掌指关节着力,通过前臂的旋转和腕关节的屈伸,带动着力部位作来回转动的手法。

【操作要点】① 手形:半握拳状,形如漏斗。② 着力部位:小鱼际或手背着力称鱼际㨰,用于表浅或面积大的部位;三、四、五掌指关节着力称关节㨰,用于穴位或肌肉丰厚部位。③ 力度:中至重。达肌层或骨膜层。④ 节律:中等,每分钟 80～90 次。保持速度均匀,节奏协调,不可偏快,快则力量飘浮,作用不实。⑤ 方向:左右或前后方向往返操作。⑥ 肩、肘、腕、手各关节放松,前臂自然旋转转动,切忌用力按压。

【作用】活血养筋，舒筋活络。揉法是按压类手法中泵压效应最强的手法。揉法力度深透，着力面积大，吸定患处持续治疗的时间较长。一压一放的泵压效应使筋肉组织得到舒理，脉管得以畅通，气血灌注旺盛，筋脉濡养增强，其活血养筋，舒筋活络的作用十分明显。揉法力度柔和，节律均匀，一压一放的节奏感强，有调和气血的作用。揉法在形成泵压效应时，也有一定的牵拉效应，二者协同增强舒筋活络的作用。揉法还有较强的温热效应。

【临床运用】揉法是筋伤手法治疗中作用最强，应用最广，使用最多的一种手法。急性筋伤，揉法能消除伤处组织的痉挛；慢性筋伤，揉法虽然不能直接松解粘连组织，但通过手法疗效的积累，其活血养筋，舒筋活络的作用有逐步松解粘连的效果；慢性骨关节炎，运用揉法的活血养筋，有保健和治疗作用。具体运用如下：① 肌肉痉挛：风寒湿邪伤筋，如落枕；慢性筋伤急性发作；急性扭、挫伤；伤处组织均有痉挛，可重点运用揉法。② 组织粘连：慢性筋伤，伤处络脉痹阻、组织粘连，如颈椎病、腰腿痛等，运用揉法，可逐步松解粘连。③ 退行性骨关节炎：揉关节周围筋肉组织。④ 脏腑虚寒：揉背部相应俞穴，如肾阳虚，揉肾俞、命门；脾阳虚，揉脾俞、胃俞。

(3) 点穴：以拇指或中指叠指在治疗部位或穴位上深压点按，称为点穴。

【操作要点】① 手形：拇指点，其余四指握成空拳；叠指点手呈叠指状。② 着力部位：拇指或中指末节指腹。③ 力度：深而重。④ 节律：缓慢施力，逐渐发劲。⑤ 方向：垂直点压。⑥ 沉肩、垂肘、松腕，肩部发力，劲透指端，深压片刻后，施以轻柔的揉法。

【作用】行气通经，以痛定痛。点穴着力面积小，压力集中，力度十分深透，刺激作用较按法更强，其行气通络的作用也强过按法。点穴用于经络俞穴处，能行气血、通经脉、顺气机、调脏腑，有以指代针的作用。点穴用于筋伤痛点处，以其深透的按压，随后辅以轻轻的揉法，能缓解伤处组织的痉挛，从而收到止痛的作用。

【临床运用】点穴有类似针刺的作用，故运用十分广泛。无论寒热虚实，根据辨证，选取相应的穴位，皆可采用点穴治疗。主要运用如下：① 经脉不通：或为气滞，或为血瘀，或为邪阻，皆可点按伤处近、远端肢体相应穴位。② 腑气不通：点按背部相应俞穴、腹部相应募穴。③ 肢体麻木：上肢点缺盆、极泉等；下肢点环跳、承扶、委中等。④ 肢体疼痛：上肢点天鼎、扶突等；下肢点肾俞、环跳等。⑤ 痛点筋结：深按点压，配合镇定、分筋。

（4）拍击法：以虚拳、虚掌拍打或指端、掌根、侧掌、小棒等叩击治疗部位，前者称拍法，后者称击法。

【操作要点】① 手形：拍法呈虚拳或虚掌；指端击五指自然弯曲；掌根击五指如握物状；侧掌击五指自然并拢。② 着力部位：拍法以大小鱼际、五指末节指腹着力；指端击以五指指端着力；掌根击以掌根着力；侧掌击以手掌尺侧缘着力。③ 力度：中至重。轻重交替，重一轻二。④ 节律：快慢交替，重击慢、轻击快，慢一快二。⑤ 方向：垂直拍击。⑥ 沉肩、垂肘、腕放松，呈有弹性的屈伸以拍击治疗部位。

【作用】振奋阳气，舒筋活络。拍法着力面积大，力度较为表浅，其作用为振奋表阳，散寒活络。击法着力面积小，力度深透，其作用为振奋经气，舒筋活络。

【临床运用】① 寒邪束表：指击头部，指击颈棘突。② 风寒腰痛：掌拍腰背，掌拍腰骶，掌拍肾俞。③ 寒滞经脉：沿经脉循行使用击法。上肢用指端击；颈、肩、腰、背用掌根击；下肢用侧掌击。④ 肢体麻木：沿麻木肢体各侧作击法。

3. 复合类手法

（1）弹筋：以拇指和示指或示、中、环指一起，拿住治疗部位组织，向上提起，再放松让其弹回，称为弹筋。

【操作要点】① 手形：拇指与示指或示、中、环指呈拿持手形。② 着力部位：拇指，示指或示、中、环指末节指腹。忌用指尖着力。③ 力度：轻至中。缓慢施力，以拿起治疗部位组织为度。忌快力猛拿。④ 节律：缓慢拿起，停留片刻，让其弹回。⑤ 方向：径向拿起治疗部位组织。⑥ 腕关节、掌指关节、指间关节均须放松，以柔和的劲力将治疗部位组织拿住，慢慢提起后，略松手指，让其自指间弹回。

【作用】行气散寒，活络解痉。弹筋手法力度虽属轻至中，但刺激作用却较强。弹筋手法可分为拿住、提起、弹回三个步骤。其中，拿住有较强的按压刺激，多能超过点穴；提起和弹回则主要为牵拉效应。按压刺激能振奋阳气，祛散寒邪；牵拉刺激有舒筋活络，缓解痉挛的作用，提起和弹回使筋脉组织发生一张一弛的变化，又有助于筋位恢复正常。

【临床运用】① 寒滞筋脉：寒邪筋伤，疼痛拘急，可弹伤处之筋。② 肌肉痉挛：急性筋伤，肌肉痉挛，可弹该处之筋。③ 气滞作痛：可弹胀痛之筋。④ 关节冷痛：可弹关节周围之筋。如肩关节，可弹上方的斜方肌，腋前的胸大肌、腋后的背阔肌。

（2）拿法：拇指和示指、中指或拇指和其余四指相对呈拿持状，以末节指腹或全手指掌侧着力于一定部位或穴位，连续进行一紧一松的拿捏，称为拿法，前者称为指端拿，后者称为指拿。

【操作要点】① 手形：拿持手形，各指接近伸直。② 着力部位：指端拿以末节指腹着力；指拿以全手指掌侧着力。忌用指尖着力。③ 力度：中至重。由轻至重，轻重交替。④ 节律：每分钟 70～80 次。重拿时停留片刻，轻拿时速度略偏快。移动宜缓慢。⑤ 方向：躯干由上至下拿，四肢由近向远拿。⑥ 肩、肘、腕关节放松，肩部和掌指关节协同发力，各指力量应均匀，并保持指间关节伸直，避免屈曲指间关节成抓持状。

【作用】通经活络，解痉镇痛。拿法属于刺激作用较强的手法，其主要力量为按压力和牵拉力。拿法用于穴位处，有类似点穴的作用，如沿经络循行作拿法，其振奋阳气，推动经气循行，通经活络的作用更明显。拿法用于关节部位或肌肉丰厚处，其牵拉力量有舒筋活络，解痉镇痛的使用。

【临床运用】① 经络不通：筋伤后如有经络不通，症见疼痛、麻木，可沿经络循行作拿法。如上肢拿大肠经、小肠经；下肢拿膀胱经、胆经。② 肌肉痉挛：凡肌肉痉挛作痛，可用拿法。如颈、肩、背、腰及四肢各处。③ 组织粘连：筋伤粘连，使用拿法，其牵拉效应有一定的松解粘连作用。④ 对称穴位：对称分布的穴位，使用拿法，健患侧同治，有协同治疗的作用。如拿攒竹、太阳、风池、肾俞等。

(3) 揉法：用指端罗纹面或掌根、侧掌、大鱼际部分，着力于一定部位或穴位上，作顺或逆时针方向的回旋揉动，称为揉法。

【操作要点】① 手形：叠指揉为叠指状手形，即中指伸直，示指压于中指末节背侧，拇指指尖抵于中指远端指间关节掌侧；示、中、环指揉为并指手形，即示、中、环指并拢，拇指、小指屈曲内收；掌根、侧掌、大鱼际揉均为半握状手形。② 着力部位：叠指揉为中指末节指腹；并指揉为示、中、环指末节指腹；鱼际揉为大鱼际桡侧缘；掌根揉为掌根部；侧掌揉为侧掌中部。③ 力度：中至重。轻重交替，均须均匀。④ 节律：每分钟 90～100 次。匀速进行。⑤ 方向：视病情，取顺或逆时针方向，或交替进行。⑥ 着力部位紧贴治疗部位皮肤，肩、肘、腕协调用力，以腕关节的摆动带动着力部位作回旋揉动。

【作用】调和气血，温养筋脉。揉法力度深透柔和，节律均匀，刺激作用温和，易使机体产生良性调节作用。其力度轻重和回旋方向的变换，更能条达气机，调和气血。揉法的回旋转动有强的深层温热效应，转动时的揉压牵拉能弛张脉道，促进气血循行，增强筋脉濡养。

【临床运用】叠指揉多用于穴位或筋结、痛点处；并指揉多用于颈、肩、上肢；掌根揉多用于背、腰、下肢;大鱼际揉及侧掌揉多用于头面、胸胁。临床上,揉法主要用于下列情况:① 新伤瘀肿:伤处及邻近部位可用并指揉或鱼际揉。② 肌肉痉挛:根据痉挛组织位置的深浅,可分别选用并指揉、掌根揉或侧掌揉。③ 瘢痕粘连:揉法能软化瘢痕,松解粘连,其牵拉松解的作用虽较弱,但温养筋脉,促进粘连消除的作用较强。侧掌、掌根揉多用于腰背部肌肉丰厚处;叠指揉、并指揉多用于筋结处。④ 气血失调:叠指揉相应穴位。如胸胁伤揉内关、肝俞、脾俞、膻中、期门等。⑤ 脏腑虚寒:叠指揉相应穴位。肾阳虚揉命门、肾俞等;脾胃虚揉脾俞、胃俞、中脘等。

(4) 分筋:以指端罗纹面着力,有一定深度的压力,在治疗部位作由近至远或由中心向侧方的皮下拨动,称为“分筋”。

【操作要点】① 手形:拇指分筋,拇指自然伸直,其余四指扶握邻近部位;叠指分筋成叠指手形;并指分筋示、中、环指并拢,拇指、小指屈曲。② 着力部位:拇指或中指、或示、中、环指末指腹。③ 力度:中至重,以吸定所分之筋为宜。④ 节律:缓慢,每分钟40～50次。⑤ 方向:由近至远,或由中心向侧方单向用力。⑥ 肩部放松,肘、腕关节自然协调。肩部发力,带动着力部位作分筋,重复进行。

【作用】舒筋解挛,缓解粘连。分筋手法刺激作用较强，按压和牵拉是其主要效应。手法具有深度的按压牵拉力，能舒理肌筋，有消除筋膜、肌肉、韧带、关节囊等组织痉挛的作用，并能由浅至深逐层消除上述组织的粘连，有消散筋结、筋块的作用。

【临床运用】① 组织痉挛：陈伤、劳损遇寒受凉急性发作；风寒湿邪引起的急性筋伤；伤处组织多有痉挛，扪之强硬，压之疼痛，根据部位的深浅，可分别采用拇指分筋、叠指分筋或并指分筋。② 瘢痕粘连：慢性筋伤，伤处组织粘连变性，形成筋结、筋块。筋结处可用拇指分筋或叠指分筋；筋块处可用并指分筋。③ 关节粘连：关节部位损伤，或关节部位固定时间过长，皆可引起关节粘连，可沿关节周围的肌腱、韧带及关节骨缝进行分筋。

（5）理筋：以拇指指腹，或示、中、环指指腹，或掌根鱼际部紧贴在治疗部位上，保持深度按压力，顺筋之走向，由近端向远端缓慢滑动，反复进行，称为理筋。

【操作要点】① 手形：拇指理筋时，其余四指自然张开，扶握相应部位；并指理筋，手指自然并拢；掌根理筋，拇指张开，其余四指并拢。② 着力部位：拇指理筋，拇指末节指腹着力；示、中、环指理筋，该三指末节指腹着力；掌指理筋，掌根及大小鱼际根部着力。③ 力度：中至重，须深达肌肉层。④ 节律：缓慢，每分钟 40～50 次。⑤ 方向：由近及远单向用力。⑥ 着力部位保持深度按压力，肘、腕关节协调配合，以肩部发力带动着力部位缓慢滑动，舒理肌筋。

【作用】舒筋活络，行气活血。理筋手法具有较强的按压力、牵拉力和摩擦力。手法力度深透，着力面积较大，理筋时的滑动按压和滑动牵拉，能舒理体表及较深部的筋脉，同时还能推动气血循行，有较显著的舒筋活络，行气活血作用。

【临床运用】① 新伤瘀肿：沿瘀肿处远、近端肢体各侧作理筋，多用拇指或并指理筋。② 关节粘连：从粘连部位由近端向远端，沿肢体各侧作理筋。③ 肢体麻木：按麻木部位经络分布，由近至远各侧作理筋。④ 肢体冷痛：从冷痛部位由近端向远端，沿肢体各侧作理筋。

4. 牵拉类手法：运筋手法都属牵拉类手法。

（1）摇法：用一手固定关节近端肢体，另手握住关节远端肢体，以关节为轴，使肢体作被动的回旋环转动作，称为摇法。

【操作要点】① 手形：握持手形或扶持手形。② 着力部位：双手分别轻握或扶住关节远近段肢体。③ 力度：力度由轻至重；幅度由小到大。④ 节律：均匀缓慢。⑤ 方向：顺、逆时针方向，交替进行。⑥ 患者放松，顺势而摇，忌强力运摇。在摇的间隙中可配合扳法。常用摇法如下：

颈项部摇法：以一手扶住患者头顶，另一手托住下颏，作左右旋转摇动。作该手法时，术者肩略呈固定状，仅肘部作交替伸屈动作，方能避免用力过猛，造成损伤。

肩关节摇法：用一手扶住患者肩部，另一手托住肘部，作环转摇动。

腰部摇法：患者坐位，术者站于患者后侧，以两腿挟住患者一下肢，双手分别扶托肩腋部，用力作左右旋转摇动。

髋关节摇动：患者仰卧，使患者呈屈髋位，术者一手托住患者足跟，另一手扶住膝部，两手配合用力，使患髋呈顺、逆时针方向作环转摇动。

【作用】整复筋位，松解粘连。摇法，通过关节的回旋环转活动，对关节囊、韧带、肌腱等关节周围组织形成广泛的牵拉。随着关节转运动的进行，其牵拉的力度、方向也在不断发生关变化。牵拉能消除或缓解急性筋伤组织痉挛而造成的筋位失和或筋出槽；能消除或缓解慢性筋伤的组织粘连，促进关节功能恢复；还能纠正关节的半脱位或骨错缝。

【临床运用】① 筋位失常：急性筋伤，多伴有不同程度的筋位失常，或由筋出槽，骨缝错缝所致；或由组织痉挛引起。如落枕或腰扭伤致筋位失和或筋出槽时可用摇颈或摇腰手法。② 滑膜嵌顿：脊柱小关节或幼儿髋关节滑膜嵌顿可用相应的摇法。③ 肌肉痉挛：急性筋伤，肌肉痉挛，可用相应部位的关节摇法。④ 关节粘连：骨折脱位后期、骨关节炎、肩周炎等关节粘连，可采用相应的摇法。

（2）扳法：以一手扶住关节近端，另一手握住关节远端，扳动关节，称为扳法。

【操作要点】① 年老、体弱、多病患者应慎用，以防发生意外。② 扳法使用在摇法或舒筋手法之后。③ 使用扳法，应在患者肌肉放松，无紧张感时进行，方易成功。④ 扳动关节时慢慢发力，至扳到最大限度时停留片刻，以增强松解粘连的作用。每扳动一次，应配合使用拿法、揉法，以放松局部组织，减轻扳法引起的不适。⑤ 扳法力度由轻至重；扳动关节的幅度由小到大，逐渐增加。常用扳法如下：

颈部斜扳法：又称端颈。患者坐位，颈部处于中立位。术者站于患者体侧，一手托住下颏部，另一手扶住头部后侧，使下颏转向术者。旋转至最大程度时，术者两手同时轻巧用力，作相反方向的扳动，称为颈部斜扳。术者务必把握扳动力度和幅度，切忌用力过猛或大幅度扳动。

肩关节扳法：患者坐位（以右肩为例），术者站于患者背后，左手扶住患者右肩，右手握患者上臂或肘部，然后慢慢上抬外展右患者上臂，使患者肩被扳起。

或术者半蹲站于患者的患者患肩侧，将患手搭在术者肩后，使其肘部搁在术者上臂部，医术两手围抱患者肩部，然后慢慢站起，并同时伸展手臂，将患者患肢抬起。

腰部后伸扳法：患者侧卧，被扳下肢在上，并屈膝，术者一手握住患者足后跟，另一手压住腰部，握足后跟手向后拉，压腰部手向前推，推拉同时，反复数次。或患者俯卧，术者膝顶患腰，双手握踝向上提拉，扳动腰部。

腰部斜扳法：患者侧卧，接触床面的下肢伸直，另下肢屈曲。术者位患者前方或后方，一手扶住患者肩部，另一手扶住髂前上嵴后方，两手同时向相反方向用力，使腰部脊柱旋转。当旋转到最大幅度时，用力按压，如听得“咯咯”响声，即表示斜扳成功。然后嘱患者交换侧卧方向，仍按上法，斜扳另一侧腰部。

【作用】松解粘连，整复筋位。扳法的牵拉力量比摇法集中，所产生的牵拉作用更强。屈曲扳动关节时，关节伸侧的关节囊、韧带、肌腱、肌肉等组织受到牵拉，且牵拉应力多集中在粘连挛缩部位，使粘连组织受牵拉而部分松解，典型者可出现撕裂感。扳法的牵拉还能舒筋活络，缓解痉挛，用于新伤筋出槽的治疗，能整复筋位，恢复筋骨关节的正常位置。

【临床运用】① 筋位失常：急性筋伤，多伴有不同程度的筋位失常，或由筋出槽，骨错缝所致；或由组织痉挛引起，皆可采用扳法。如落枕用端颈手法；闪腰岔气用腰部斜扳手法。② 关节粘连：按关节活动受限的情况采用相应的扳法，如肩关节前屈受限则作前屈扳肩，后伸受限作后伸扳肩。

（3）抖法：以双手握住治疗部位肢体远段，微用力牵引并作连续的小幅度上下颤动，使治疗部位产生牵拉松动感，称为抖法。

【操作要点】① 手形：握持手形。② 着力部位：术者双手握住并提起患者被抖部位肢体的远端。③ 力度：微用力牵引。④ 节律：抖动频率较快，每分钟约 120 次。⑤ 方向：小幅度连续上下颤动。⑥ 肩、肘关节放松，以双手腕关节的桡偏、尺偏或上下抖动带动患肢作小幅度的上下连续颤动。

【作用】舒筋活络，滑利关节。抖法以频率较快的节律性牵拉力作用于治疗部位，对关节周围的组织形成轻柔的牵拉，为一种缓和的治疗手法，有舒筋活络，调和气血，松解粘连，滑利关节的作用。

【临床运用】① 常用作手法治疗的结束手法，以减轻重手法后的不适反应，增强舒适感。② 用于四肢部治疗结束手法，尤其多用于上肢部，如肩关节周围炎、肘关节功能障碍，治疗结束时抖患肩等。③ 用于脊柱部治疗结束方法，如急性腰扭伤、腰椎间盘突出症等，治疗结束时抖动髋部和下肢。

二、固定

1. 绷带固定法： 绷带固定是治疗筋伤的常用固定方法，多用于韧带损伤。绷带固定具有材料简单，应用方便，固定范围可大可小，压力均匀，易于调整，配合外敷药物，兼备局部固定和药物治疗的双重作用等优点。绷带固定的缺点：固定维持时间不长，容易松脱。绷带固定位置和固定方法应根据损伤部位、受伤机制等的不同而做相应调整。如踝关节扭伤多用绷带行“8”字形固定，但因其损伤机制有内翻和外翻之分，损伤部位也有内、外之别，故固定方法也有所区别。如外翻易导致内侧韧带的损伤，固定时应将踝关节固定于内翻位。固定方法：用绷带从内向外先在踝上缠绕几圈做为固定的支点，然后通过足背从足底绕过，再从内踝向上缠绕到踝上。全过程如“8”字缠绕，一般缠 6～10 圈。

2. 弹力绷带固定法： 弹力绷带除具有一般绷带的优点外，还具有维持时长，弹力持续作用固定部位，有利压迫止血和某些分离组织的靠拢等优点。主要用于关节损伤后引起的松动和损伤后血肿的压迫止血。如下尺桡关节损伤分离时，可在复位后用弹力绷带在下尺桡关节部位缠绕 6～10 圈固定。筋伤后出现局部或关节囊血肿，用弹力绷带加压包扎固定可以止血；若局部或关节囊内血肿过大或渗出液过多，可在无菌操作下抽出瘀血或渗出液后，用弹力绷带加压包扎固定，可防止血肿再次形成，有利于止血和组织修复。但在关节或有主要血管通过的部位用弹力绷带固定时，注意不要缠得过紧，以免影响血液循环。

3. 胶布固定法：胶布固定也具有材料简单，应用方便的优点，临床使用较为广泛，多用于韧带、肌腱撕裂等损伤。一般用数条普通胶布沿损伤组织纤维的纵轴方向交叉固定，给损伤组织以支持。也可在胶布固定的基础上配合绷带固定，以加强固定效果。

4. 夹缚固定法(夹板固定)：是将适宜厚度的柳木板、竹板、杉树皮、纸板等，如包装纸箱、纸盒、X线胶片盒、橡皮布筒等，根据患部情况剪成适当形状，并制成符合患部体形的弧度和角度，放置在损伤部位，外用绷带缠绕固定；或在根据患部情况剪成适当形状的硬纸板内衬棉垫，边缘用胶布粘贴，用时放置在损伤部位用绷带包扎即可的固定方法。其优点是取材方便，制作简单，轻便适用，纸板的硬度和厚度可根据伤情灵活调节，并可根据不同损伤部位剪成适当的形状，而且纸板的吸水性好，透气性佳，有一定的弹性和柔韧性，捆绑后服贴舒适，不影响气血流通，不易发生压迫性损伤。适应用于四肢闭合性骨折经手法整复成功者。或用于关节内及近关节内骨折经手法整复成功者。或用于四肢开放性骨折,创面小或经处理闭合伤口者。或用于陈旧性四肢骨折运用手法整复者。

外用扎带约束固定,常取材于绷带、布带等,要求布带结实,没有弹性。上肢骨折扎三条扎带,下肢扎四条扎带,依次捆扎中间、远端、近端,缠绕两周后打活结扎在前侧或外侧夹板上,捆扎时其松紧度要适宜,捆扎后要求能提起扎带在夹板上下移动 1 cm 左右。

5. 石膏固定法: 选用适当宽度的石膏绷带,据所需长度反折成数层,然后向中间折叠,浸泡于温水中,待石膏绷带在水中停止冒泡后,从水中取出挤出多余水份,平铺于木板上,以手掌加压抹平,贴于患处,外缠石膏绷带或普通绷带形成管形石膏或石膏托板;或将抹平的石膏绷带直接缠绕在伤肢上形成管形石膏的固定方法。其优点是能根据肢体形状而塑型,干后坚固而不易变形、松散,固定作用确实可靠。多用于严重筋伤需要制动者,如某些肌腱、韧带断裂伤等。固定时要注意保护好骨突;不可出现向内的皱褶,以免压伤或压迫伤肢;指、趾端需外露,以随时观察其颜色、温度、感觉等。

三、药物

药物治疗应以辨证论治为基础,贯彻四诊合参、整体观念、内外兼顾的原则。根据损伤的缓急、虚实、轻重等具体情况采用不同的治疗方法。新伤当以化瘀、通络、止痛为主；如迁延失治，经络阻塞，血不荣筋，则筋膜僵硬，治宜以养血荣筋为主；若关节筋膜陈旧性损伤反复发作、留瘀未化者，当活血和营、舒筋通络；若患肢肉削形瘦，气血失养，治当重补气血；若风寒湿乘虚侵袭，则以温经通络为主，辅以化瘀祛风湿；若筋伤感染或血瘀化热、腐筋蚀骨而见局部红肿热痛、高热烦躁或血热妄行者，当清热解毒、凉血止血；若合并脾气不健，运化无力，湿痰内生，导致痰瘀互结，治疗当以祛湿化痰，散瘀通络为主。

1. 内治法：治疗应从整体着眼，辨病与辨证相结合，将损伤的发生、发展、转归的连续性及阶段性与三期辨证用药结合起来。内治法常用的剂型有汤剂、酒剂、丹剂、丸剂和散剂等，近年来也有把内服药制成针剂、冲剂或片剂的，更方便临床使用。

(1) 初期治法：损伤初期(伤后 1～2 周)以气血瘀滞，疼痛、肿胀较为明显，根据“结者散之”的原理，治疗应活血化瘀，消肿止痛，常用攻下逐瘀法、行气活血法。如有瘀而化热则采用清热凉血法，但应注意防止寒凉太过。如损伤严重、瘀血蓄积出现脏腑受损、卒然昏厥、不省人事等，应辨别虚实，因证论治。

1) 攻下逐瘀法：本法适用于筋伤早期蓄瘀而致

阳明腑实证。症见胸腹胀满、便秘、内热燥实、舌红、苔黄厚、脉洪大而数之体实患者，可选用具有活血祛瘀和通下作用的药物。常用方剂有桃仁承气汤、大成汤等。

攻下逐瘀法属下法，常用苦寒泻下药以攻逐瘀血，通泄大便，排除积滞。由于药效峻猛，对年老体弱、气血虚衰和妇女妊娠、经期及产后失血过多者，应当禁用或慎用该法，而宜采用润下通便的方法，可选用麻子仁丸等。

2）行气活血法：又称行气消瘀法，本法为伤科内治法中最常用的方法。适用于筋伤初期气滞血瘀、局部肿痛，但无里实热证，或宿伤而有瘀血内结，或有某种禁忌而不能猛攻急下者。多选用具有疏通气机、促进血行、消除瘀滞作用的药物。常用方剂有以活血化瘀为主的复元活血汤、活血止痛汤，以行气为主的柴胡疏肝散、复元通气散、加味乌药汤，以行气与活血并重的膈下逐瘀汤、顺气活血汤、血府逐瘀汤等。临证应根据筋伤的程度和部位的不同，或重于活血化瘀，或重于行气，或行气与活血并重而灵活选用。

行气活血法属消法，有消散和破消的作用，本类方剂一般力不峻猛，如须逐瘀，可与攻下法配合施用。

3）清热凉血法：本法包括清热解毒和凉血止血法。本法适用于跌仆损伤后引起的热毒蕴结于内，引起血液错经妄行，创伤感染，或邪毒侵袭，火毒内攻，热邪蕴结或壅聚成毒等证。症见局部红、肿、热、痛，全身发热，口渴，吐衄发斑，舌红绛，苔黄，脉数等。多选用具有清热解毒、凉血止血作用的药物。常用清热解毒方剂有加味犀角地黄汤、五味消毒饮，凉血止血方剂有十灰散、四生丸、小蓟饮子等。止血药应按其归经和出血部位的不同而正确选用，如鼻衄多用白茅根，吐血多用侧柏叶、茜草根，尿血多用蒲黄、小蓟，便血多用槐花、地榆。上部出血忌用升麻、桔梗等升提药，下部出血忌用厚朴、枳实等沉降药。

清热凉血法所用方剂以寒凉药物为主，治疗时应量人虚实而用，若身体素虚，脏腑本寒，饮食素少，肠胃虚滑，或分娩后即有热证者，清热药不可过用，以免寒凉太过引起瘀血内停。出血过多时，辅以补气摄血之法，以防气随血脱，必要时还要结合输血、补液等。脾不统血的出血证忌用本法。

(2) 中期治法：损伤中期(伤后 3～6 周)，诸症经过初期治疗，肿胀消退，疼痛减轻，但瘀肿虽消而未尽，筋已连接而未坚实，瘀血不去则新血不生，新血不生则筋不能续，故以“和”“续”两法为基础，常用和营止痛法和舒筋活络法。

1) 和营止痛法：是损伤中期重要的治法之一。本法适用于急性损伤，虽经消、下等法治疗后伤处肿痛尚未除尽,仍有气滞血瘀,而继续用攻下之法又恐伤正气者。常用方剂有和营止痛汤、七厘散等。

2) 舒筋活络法:损伤后瘀滞停积,气耗血伤,筋肉失养,或风寒湿邪乘虚侵袭,痹阻经络,常使肌肉、筋脉发生挛缩、筋膜粘连等。本法具有祛风湿、行气血、舒筋活络、通利关节的作用。适用于损伤后肢体拘挛、强直、麻木痹痛、关节屈伸不利者。常用方剂有舒筋活血汤、独活寄生汤、舒筋汤等。

舒筋活络法所用药物各有偏胜,临床应用宜辨清寒、热、虚、实,分别选用辛温、寒凉或益血养肝类药物。一些舒筋活络药物性较辛燥,易伤阴血,故阴血虚者不能单独使用过久,可配合补阴益血之品。

(3) 后期治法:损伤后期(筋伤 6 周以后),此期以补益为主,常用补养气血法、补益肝肾法。因损伤日久,若调护不当,复感风寒湿邪者颇多,故后期治法还包括温经通络法。

1) 补养气血法:适用于久伤体虚、气血不足、筋骨痿弱、肌肉萎缩者。常用方剂有以补气为主的四君子汤,以补血为主的四物汤,以及以气血双补的八珍汤、十全大补汤等,临床可随证加减。因气血互根,气虚可致血虚,血虚可致气损,故临床应用时补气、补血虽各有重点,但不能截然分开,常常需要补气、养血兼用。本法属补法,瘀实邪盛者不宜应用。补气药性多温燥,阴虚内热、肝阳上亢者忌用。补血药性多滋腻,脾胃虚弱者常需要配伍理气健脾药物。

2) 补益肝肾法:本法又称强壮筋骨法,适用于损伤后期体质虚弱、肝肾亏虚所导致的筋骨痿软、腰脊不举、胫酸节挛、疼痛日久者。常用方剂有壮筋养血汤、生血补髓汤、左归丸、右归丸等。

3) 补益脾胃法:本法适用于损伤后期,耗伤正气,气血亏损,脏腑功能失调,或长期卧床缺少活动,而导致脾胃气虚,运化失职,饮食不消,四肢疲乏无力,肌肉萎缩。常用方剂有补中益气汤、参苓白术散、归脾汤、健脾养胃汤等。

4) 温经通络法:损伤日久,气血不足,运行不畅或阳气不足,腠理空虚,风寒湿邪乘虚侵袭,常导致经络不通。本法具有祛除风寒湿邪、活血舒筋、滑利关节、通畅经络的作用。适用于损伤后气血不畅或关节痹痛者。常用方剂有麻桂温经汤、乌头汤、大活络丹、小活络丹等。

2. 外治法:外治法是一种将药物制成一定剂型,放置损伤部位,使药物通过皮肤渗透发挥作用而达到治疗目的的一种方法。外治法在损伤治疗中占有重要地位。骨伤外治药物种类很多,功用也不尽相同,可分为消肿祛瘀、舒筋活血、温经通络、散寒祛湿等,使用的方法也各有差异,有外敷、外贴、擦剂、离子导入等，按使用方法不同，临床上将外治药大致可分为敷贴药、搽擦药、熏洗湿敷药和热熨药等。

(1) 敷贴药 指直接敷贴在损伤局部的药物制剂。传统常见的有药膏、膏药和药散三种。随着现代医疗技术的发展，敷贴剂型和方法均有所改进，如将敷贴药制成胶布或作离子导入等。

1) 药膏：又称敷药或软膏，由碾成细末的药粉和基质混合而成。常用的基质有饴糖、医用凡士林、油脂等，也可用水、蜜、蛋清、酒或鲜草药汁将药末调拌成厚糊状直接敷贴伤处。近代骨伤科医家配制药膏时多用饴糖，除其药理作用外，还取其硬结后有固定和保护伤处的作用。一般饴糖与药物之比为 3∶1，也有用饴糖与米醋按 8∶2 比例调制的，对于有创面的创伤，都用药物与油类熬炼或拌匀制成的油膏，因其柔软，并有滋润创面的作用。换药时间可根据病情的变化、肿胀消退程度或气温的高低来决定，一般每 2～4 日换药 1 次，后期患者可酌情延长，古人的经验是"春三、夏二、秋三、冬四"。凡用水、酒、鲜药汁调敷药时，需随调随用勤换。一般每日换药一次。生肌拔毒类药物也应根据创面情况而勤换药，以免脓水浸淫皮肤。饴糖调制的药膏要注意防止发酵、发霉。少数患者外敷药膏后产生接触性皮炎，应注意观察，及时处理。

药膏按其功用可分为五类：① 消瘀退肿止痛类的消瘀止痛药膏、定痛膏、双柏膏等，适用于损伤初期肿胀、疼痛剧烈者。② 舒筋活血类的三色敷药、舒筋活络药膏、活血膏等，适用于损伤后肿痛逐步减退的中期患者。③ 温经通络类的温经通络膏，适用于损伤日久、复感风寒湿邪者。④ 清热解毒类的金黄膏、四黄膏等，适用于损伤感染邪毒，局部红、肿、热、痛者。⑤ 生肌拔毒类的橡皮膏、生肌玉红膏等，适用于开放性损伤红肿已消，但创口尚未愈合者。

2）膏药：又称薄贴，由多种药物配以香油、黄丹或蜂蜡等基质炼制而成，属中医外用药物中的一种特有剂型。膏药遇温烊化而具有黏性，能粘贴在患处。具有应用方便、药效持久、便于收藏携带、经济节约等优点。膏药按其功用可分为两类：① 治损伤与寒湿类：适用于损伤者的有坚骨壮筋膏；适用于风湿者的有狗皮膏等；适用于损伤与风湿兼顾者有万灵膏、万应膏、损伤风湿膏等；适用于陈伤气血凝滞、筋膜粘连者的有化坚膏。② 提腐拔毒生肌类：适用于创面而有创面溃疡者的有太乙膏、陀僧膏，一般常在创面另加药散，如九一丹、生肌散等。膏药使用时应注意：一般较多应用于损伤的后期，若新伤初期有明显肿胀者，不宜使用。

3）药散：又称掺药、药粉，它的配制是将药物碾成极细的粉末，装入贮瓶内备用。使用时直接掺于伤口上，或加在膏药上敷贴患处。具有止血、生肌、消肿、止痛之功效。因组成的药物不同，其功效不同，适应证也有所不同。具有止血收口作用者如桃花散、如意金黄散、云南白药等，适用于筋伤出血者；具有活血止痛作用者如四生散、消瘀散等，适用于筋伤初期，局部瘀血肿痛者；具有温经散寒作用者如丁桂散、桂麝散等，适用于筋伤后期，局部寒湿停聚、气血凝滞疼痛者；具有祛腐拔毒作用者如九一丹、七三丹等，适用于筋伤创面腐肉未去或肉芽过多者；具有生肌长肉作用者如生肌八宝丹等，适用于筋伤创面新肉难长者。

（2）搽擦药 直接涂搽或配合理筋手法使用于患部的一种液体状药物制剂。搽擦药可直接涂搽于伤处，也可在施行理筋手法时配合使用，或在热敷熏洗后进行自我按摩时涂擦。一般可分为以下两种。

1）酒剂：又称外用药酒或外用伤药水，是将多种配制好的药物放置于白酒、醋溶液中浸泡一定时间后过滤去渣而成。一般酒、醋之比为 8∶2，也有单独用酒浸泡者。酒剂多用于闭合性筋伤或陈伤，有活血止痛、舒筋活络、追风散寒的作用，但开放性伤口不宜使用。应用时先将药酒涂于患处，然后用手在患处揉擦数分钟，以揉为主，不宜过度用力摩擦皮肤，以免损伤皮肤。常用的有活血酒、正骨水、伤筋药水、舒筋止痛水等。具有活血止痛，舒筋活络，追风祛寒的作用。

2）油剂与油膏：用香油、花生油把药物煎熬后去渣制成油剂，也可加黄蜡、白蜡收膏炼制而制成油膏。具有温经通络、消散瘀血的作用，适用于关节、筋络寒湿冷痛，也可配合理筋手法及练功前后做局部搽擦，以增强手法及练功效果。常用的有伤油膏、跌打万花油、活络油膏、按摩乳、松节油等。

3）熏洗湿敷药：将药物置于锅或盆中加水煮沸后熏洗患处的一种方法。即先用热气熏蒸患处，待水温稍降后用药水浸洗患处，也可以将药物分成2份，分别用布包住，放入锅中加水煮沸后，先取出药包熏洗患处，药包凉后再放回锅中，取出另1包交替使用，温度以患者感觉舒适为度，注意不要烫伤皮肤，尤其是皮肤感觉迟钝的患者。冬天可在患肢上加盖棉垫后再熏洗，使热能持久，每日2次，每次15～30分钟，每剂药可熏洗数次。本法具有舒松关节筋络、疏导腠理、流通气血、活血止痛的作用，适用于损伤后关节强直拘挛、酸痛麻木或损伤兼挟风湿者。新伤初期，肿痛明显者多用散瘀和伤汤，后期常用海桐皮汤、上肢损伤洗方、下肢损伤洗方等；陈伤兼风湿冷痛者常用八仙逍遥汤等；开放性损伤合并感染、伤口久不愈合者，常用野菊花煎水、2%～20%黄柏溶液、蒲公英鲜药煎汁、苦参汤等外洗。

(4) 热熨药：是将药物加热后用布袋装好，熨帖于损伤局部的一种外治法。热熨的作用一方面是借助热力来温通经络，调和血脉，促进药物透皮吸收，另一方面取药物的温通作用。所选药物多为辛温通络之品，加热后起温通祛寒、行气止痛的作用，使损伤日久、瘀血凝聚者，肿胀消退，疼痛减轻，肌肉、关节活动灵便。本法适用于不易外洗的腰脊躯体之新伤、陈伤。主要的有以下几种。

1) 坎离砂：又称风寒砂。用铁砂炒热后与醋、水煎成的药汁搅拌后制成。用时加醋少许拌匀并置于布袋中，数分钟内会自然发热，热熨患处。适用于陈伤兼有风湿证的各种慢性腰腿痛者。现工艺革新，接触空气即能自然发热的寒痛乐又称热敷袋，具有祛湿散寒、活血化瘀、止痛消肿的功能，使用更为方便。

2) 熨药：又称腾药。将药物置于布袋中，扎好袋口，放在蒸锅中蒸汽加热后熨患处。适用于筋伤肿痛或挟有风寒湿者。具有舒筋活络，消瘀退肿的作用。

3) 其他：如常用粗盐、黄砂、米糠、麸皮、吴茱萸等炒热后装入布袋中热敷患处，简单有效。民间也用葱、姜、豉、盐炒热，布包敷脐上治风寒。近年来应用的电热熨贴是用药末加上适量酒或醋敷贴患处，再接上低压电流加热。适用于治疗骨关节筋伤肿痛或风寒湿型筋骨痹痛。

四、牵引*

牵引是指持续牵引而言，它是通过牵引装置，沿肢体纵轴利用作用力和反作用力原理，以缓解肌肉紧张和痉挛，预防和矫正软组织挛缩以及骨与关节畸形，辅助治疗骨折、脱位和筋伤的一种方法。它既是一种整复方法，又是一种固定方法。其牵引力来自悬垂重量，其反牵引力来自身体重量。

1. 牵引的临床意义：牵引是中西结合骨伤科临床重要的治疗方法，在临床有着广泛的应用。

（1）用于急救：牵引可使患处固定，防止休克，解痉止痛，并便于转运伤员。

（2）用于骨折与脱位的治疗：牵引可以帮助整复骨折与脱位，并维持复位后的位置。如不稳定性骨折，由于肌肉力量不均衡，手法复位不易成功，即使复位也不易维持，或伤后肿胀严重，危及循环，不宜立即手法整复和不宜石膏或夹板固定者，均可予以牵引治疗。

（3）用于骨与关节疾病：牵引对感染的骨与关节具有固定作用，使之充分休息，防止感染扩散，避免发生挛缩畸形或病理性骨折。

（4）用于纠正畸形：牵引可使软组织松弛，纠正关节畸形。

（5）用于术前准备和术后处理：在骨折、脱位切开复位或某些矫形手术之前，牵引可以松解瘢痕，消除肌肉痉挛，纠正肢体短缩，改善挛缩畸形，有助于手术的成功；骨科手术后，为维持对位的稳定性，或防止开放截肢术后皮瓣回缩，或有利于护理和功能恢复等，均需配合以牵引。

2. 牵引的种类：牵引的种类很多，临床常用的有皮牵引、牵引带牵引、骨牵引及布托牵引，可根据患者的年龄、体质、损伤的部位、类型、肌肉发达的程度和损伤局部不同的情况，可分别选用。牵引的方向以损伤的部位而定，牵引重量以损伤的程度和患者体质而定，同时根据病情应随时调整，牵引重量不宜太过与不及。牵引力太重，易使骨折端发生分离，造成骨折迟缓愈合和不愈合或增加损伤；牵引力不足，则达不到复位和固定的目的。

（1）皮肤牵引：是指用胶布粘贴于伤肢皮肤上，利用扩张板（方形木板），通过滑车连接牵引重锤进行牵引的方法。其牵引力是通过皮肤的张力，间接牵开肌肉的收缩力而作用于骨骼的。其特点是简单易行，对患肢基本无损伤，无穿针感染之危险，安全无痛苦。但由于皮肤本身所承受力量有限，同时皮肤对胶布粘着不持久，牵引力较小，故其适应范围有一定的局限性。

1）适应证：骨折需要持续牵引疗法，但又不需要强力牵引或不适于骨骼牵引、布带牵引的病例。临床常用于：① 用于小儿下肢骨折。如小儿股骨干骨折的牵引治疗。② 用于老年人的骨折。如不稳定型股骨转子间骨折、肱骨髁上骨折的牵引治疗。③ 用于不需要较大牵引力的短期牵引。如股骨颈骨折内固定术后辅助牵引等。④ 用于预防或矫正髋、膝关节屈曲、挛缩畸形。如小儿轻度关节挛缩症等。

2）禁忌证：由于皮肤牵引需要胶布粘贴于皮肤，其牵引力通过皮肤的张力，因此，临床有很大的局限性。主要禁忌证为：① 皮肤对胶布过敏者禁用。② 皮肤有损伤或炎症者禁用。③ 肢体有血管病变者禁用，如静脉曲张、慢性溃疡、血管硬化及栓塞等。④ 骨折严重错位需要重力牵引方能矫正畸形者禁用。

3）操作方法：① 术前准备，首先是皮肤准备：在牵引部位剃毛、洗净、擦干，以免影响胶布的粘合力，并用酒精消毒，防止皮肤感染。牵引装置准备：按肢体粗细取宽约 5～6 cm 的胶布，其长度应根据骨折平面而定，即骨折线以下肢体长度与扩张板长度两倍之和（为绕过足底贴在扩张板上和留出空隙的长度），在胶布的中端贴上扩张板，并将胶布末端按三等分或两等分撕成叉状，其长度约为 10 cm。扩张板的宽度约较两踝稍宽，中间有一圆孔，并穿入牵引绳于板之内侧面打结，防止牵引绳滑脱。其次是其他用品：准备复方安息酸酊 1 瓶，绷带数卷，牵引支架 1 个，牵引重量若干。② 操作步骤：在伤肢两侧皮肤上涂一层复方安息酸酊，以增加皮肤粘性并可防止皮肤发生水泡；在骨突起处放置纱布，不使胶布直接接触该处，以免压迫皮肤出现溃疡；先持胶布较长的一端平整地贴于大腿或小腿外侧，并使扩张板与足底保持两横指的距离，然后将胶布的另一端贴于内侧，注意两端长度相一致，以保证扩张板处于水平位置；胶布外面自上而下地用绷带缠绕（但不要盖住上端，以便观察胶布有无脱落），将胶布平整地固定于肢体上。勿过紧以防影响血液循环；将肢体置于牵引架上，根据骨折对位要求调整滑车的位置及牵引方向。牵引重量根据患者年龄、体重和骨折类型、移位程度及肌肉丰厚情况而定，但一般不能超过 5 kg；腘窝和跟腱处应垫以棉垫，勿使悬空。

（4）注意事项

1）注意牵引重量是否合适，牵引重量太轻不起作用，过重则易伤及皮肤或起水泡，影响继续牵引。

2）注意牵引时间一般为 2～3 周，时间过长，因皮肤上皮脱落影响胶布粘着力，如需继续牵引应更换新胶布维持牵引。

3）牵引期间应定时检查伤肢长度及牵引的胶布

粘贴情况，及时调整重量和体位，防止过度牵引，一般于 3～5 日内肢体肿胀消退时，即能纠正骨折重叠和畸形，牵引 2～4 周，骨折端有纤维性连接，不再发生移位时，可换为石膏或夹板固定，以免卧床时间太久，不利于功能锻炼。注意胶布和绷带是否脱落，滑脱者应及时更换。

4）注意有无皮炎发生，特别是小儿皮肤柔嫩，对胶布反应较大，若有不良反应，应及时停止牵引；特别注意检查患肢末梢血运及趾(指)感觉活动情况。

2. 骨牵引：骨牵引是指在患肢远端特定的部位，在无菌条件下，将骨圆针或牵引钳穿过骨骼内，通过牵引装置，进行牵引的方法。骨牵引为直接牵引，其牵引力直接作用于骨骼而到达损伤部位，起到复位和固定的作用。骨牵引是临床最常用的方法。其特点是可以承受较大的牵引重量，阻力较小，可以有效地克服肌肉紧张，纠正骨折重叠或关节脱位造成的畸形；牵引后便于检查和护理患肢；牵引力可以适当增加，不致引起皮肤发生水泡、压迫性坏死或循环障碍；配合夹板固定，保持骨折端不移位的情况下，可以加强患肢功能锻炼，防止关节僵直、肌肉萎缩，以促进骨折愈合。但骨圆针直接通过皮肤穿入骨质，如果消毒不严格或护理不当，易导致针眼处感染；穿针部位不当易损伤关节囊、神经和血管；儿童采用骨牵引易损伤骨骺。

(1) 适应证：骨牵引多用于肌肉发达的成年人和需要较长时间或较大重量牵引的病例，根据其特点临床上常用于：① 用于成人肌力较强部位的骨折，尤其是不稳定性骨折、开放性骨折、骨盆骨折、髋臼骨折及髋关节中心脱位等。② 用于颈椎骨折与脱位。③ 用于学龄前儿童股骨干不稳定性骨折。如需要骨牵引，骨圆针的进针处应避开骨骺，以免影响骨的生长发育。④ 用于皮肤牵引无法实施的短小管状骨骨折，如掌骨、指(趾)骨骨折。⑤ 用于某些手术前准备，如髋关节人工股骨头置换术前、关节挛缩畸形矫形术前等。

(2) 禁忌证：由于骨牵引的缺陷，临床应用也有其局限性。如：① 牵引处有感染或开放性伤口创伤污染严重者。② 牵引处局部骨骼有某种病变，如肿瘤、结核、骨髓炎以及严重骨质疏松等患者。③ 牵引处局部需要切开复位者。

(3) 常用牵引与操作方法

1) 颅骨牵引：① 适应证：用于颈椎骨折脱位，尤其是合并有颈髓损伤者。② 操作方法如下：

牵引部位：患者仰卧，头下枕一沙袋，剃光头发，用肥皂水洗净，擦干。用龙胆紫在两侧乳突之间画一条冠状线，再沿鼻尖到枕外粗隆画一条矢状线。将颅骨牵引弓的交叉部支点对准两线的交点，两端钩尖放在横线上充分撑开牵引弓，钩尖所在横线上的落点即为进针点；另一方法是由两侧眉外端向颅顶画两条平行的矢状线，两线与上述冠状线相交的两点，即为进针点。

牵引方法：以龙胆紫标记两进针点。常规消毒，铺无菌巾，局部麻醉后，用尖刀在两点处各作一长约1 cm小横切口，深达骨膜，止血，用带安全隔板的钻头在颅骨表面斜向内内侧约45°角，以手摇钻钻穿颅骨外板（成人约4 mm，儿童为3 mm）。注意防止穿过颅骨内板伤及脑组织。然后将牵引弓两钉齿插入骨孔内，拧紧牵引弓螺丝钮，使牵引弓钉齿固定牢固，缝合切口并用酒精纱布覆盖伤口。牵引弓系牵引绳并通过滑车，抬高床头20 cm左右作为对抗牵引。

牵引重量：一般第1～2颈椎用4 kg，以后每下一椎体增加1 kg。复位后其维持重量一般为3～4 kg。为了防止牵引弓滑脱，于牵引后第1、第2日内，每日将牵引弓的螺丝加紧一扣。

2）尺骨鹰嘴牵引：① 适应证：用于肱骨外科颈、肱骨干、肱骨髁上及髁间粉碎性骨折，移位和局部肿胀严重，不能立即复位固定者，也可用于陈旧性肩关节脱位拟进行手法复位者。② 操作方法如下：

穿针部位：自尺骨鹰嘴尖端向远端2 cm处作一尺骨背侧缘的垂直线，再在尺骨背侧缘的两侧各2 cm

处，画一条与尺骨背侧缘平行的直线，三条直线相交两点即为牵引针的进出针点。

牵引方法：定位后用龙胆紫做好标记。患者仰卧位，助手牵引将患者伤肢提起，屈肘 90°，前臂中立位，常规皮肤消毒、铺巾，局麻生效后，术者将固定在手摇钻上的骨圆针从内侧标记点刺入皮肤至骨，转动手摇钻将骨圆针穿过尺骨鹰嘴从外侧标记点穿出。穿针时应始终保持针与尺骨干垂直，不能钻入关节腔或损伤尺神经，以免造成不良后果。穿好针后去除手摇钻，使牵引针两端外露部分等长，安装牵引弓并拧紧固定以免滑脱，针眼部用乙醇纱布保护，以防针道感染，针之两端用青霉素瓶套入，避免针端划伤肢体，连接牵引绳及牵引装置，沿上臂纵轴线方向进行牵引，同时将伤肢前臂用帆布吊带吊起，保持肘关节屈曲 90°。

牵引重量：一般牵引重量为 2～5 kg，维持重量为 2～2.5 kg。

3）股骨髁上牵引：① 适应证：用于股骨干骨折、转子间骨折、髋关节中心性脱位、骶髂关节脱位、骨盆骨折向上移位、髋关节挛缩畸形手术前需要松解粘连者。也可用于胫骨结节牵引的替代牵引。② 操作方法如下：

牵引部位：自髌骨上缘作一与股骨干垂直的横

线，再沿腓骨小头前缘与股骨内髁隆起最高点各作一条与髌骨上缘横线相交的垂直线，相交的两点即为克氏针的进出针点，同时做好标记点。也可在内收肌结节上方 2 cm 处作为进针点。

牵引方法：以龙胆紫做好定位用标记点。患者仰卧位，伤肢置于布朗氏架上，使膝关节屈曲 40°，常规消毒铺巾，局部麻醉后，以克氏针在大腿内侧标记点（此点应在股骨下端前后之中点）穿入皮肤，直达骨质，掌握骨钻进针方向，徐徐转动手摇钻，当穿过对侧骨皮质时，以手指压迫针眼处周围皮肤，穿出钢针，使两侧钢针相等，乙醇纱布覆盖针孔，安装牵引弓，进行牵引。穿针时一定要从内向外进针，以免损伤神经血管。穿针的方向应呈水平位与股骨干纵轴垂直，否则钢针两侧负重不平衡，易造成骨折断端成角畸形。

牵引重量：维持量为 3～5 kg。髁上牵引的重量应根据患者的体重和损伤情况决定，如骨盆骨折，股骨骨折和髋关节脱位的牵引重量，成人一般为体重的 1/6～1/8，年老体弱者为体重的 1/9 重量，维持牵引的重量为体重的 1/10。牵引时，应将床脚抬高 20 cm 左右，以作对抗牵引。

4）胫骨结节牵引：① 适应证：用于股骨干骨折、伸直型股骨髁上骨折、髋关节中心脱位及陈旧性髋关节脱位等。临床上胫骨结节牵引较股骨髁上牵引常用，如牵引过程中有其他问题时，才考虑换为股骨髁上牵引继续治疗。② 操作方法如下：

牵引部位：自胫骨结节向下 2 cm，画一条与胫骨结节纵轴垂直的横线，在纵轴两侧各 3 cm 左右处，画两条与纵轴平行的纵线，两横线相交的两点，即为克氏针进出点，同时做好标记点。也可在胫骨结节最高点向下 2 cm 再向后 2 cm 处外侧作为进针点。

牵引方法：患者仰卧位，将伤肢置于布朗架上。常规消毒，铺无菌巾，局部浸润麻醉后，助手牵引踝部维持固定，以防止继发损伤和减少患者痛苦，将克氏针自标记点从外向内刺入皮肤，以免伤及腓总神经，直达骨质，摇动手摇钻穿透骨质，自内侧标记点处穿出，钢针穿出皮肤后，使针之两端等长后，酒精纱布保护针孔，安装牵引弓，连接牵引装置。

牵引重量：成人一般为体重的 1/8～1/10，维持重量为 3～5 kg。

5）跟骨牵引：① 适应证：用于胫腓骨不稳定性骨折、踝部粉碎性骨折、跟骨向后上方移位的骨折等。也可用于髋关节、膝关节轻度挛缩畸形的早期治疗。② 操作方法如下：

牵引部位：自内踝尖到足跟后下方联线中点，或自内踝尖垂直向下 3 cm，再水平向后 3 cm，即为内侧进针点。

牵引方法：将伤肢置于牵引架上，在小腿下方垫一沙袋使足跟抬高，助手一手握住前足，一手握住小腿下段，维持踝关节中立位。常规消毒足跟周围皮肤，局麻后，用手摇钻或骨锤将克氏针自内侧标记点刺入，直达骨骼，使针贯穿跟骨至对侧皮外，酒精纱布覆盖针孔，安装牵引弓，进行牵引即可。跟骨牵引成人最好用骨圆针，骨圆针较克氏针稳妥，不易拉豁骨质。穿针时应注意针的方向，胫腓骨干骨折时，针与踝关节面呈倾斜15°，即针的内侧进入处低，外侧出口处高，有利于恢复胫骨的正常生理弧度。

牵引重量：跟骨牵引重量一般为4～6 kg，维持重量为2 kg。

(4) 注意事项

1) 经常检查牵引针处有无不适，如皮肤绷得过紧，可适当切开少许减张，穿针处如有感染，应设法使之引流通畅，保持皮肤干燥，感染严重时应拔出钢针改换牵引位置。

2) 牵引重量应根据患者的年龄、体质、肌肉发达情况以及骨折的部位、类型、移位程度，并结合X线摄片（透视）等来确定和调整。切勿过重，一旦复位或肢体肿胀消退后，应酌情减轻牵引重量，防止过度牵引。

3) 牵引开始数日，应透视骨折端对位矫正情况，及时调整体位或加小夹板等矫正。

4）骨牵引时间，一般为4～8周。

5）牵引过程中应本着“动静结合，筋骨并重”的原则，鼓励伤员进行功能锻炼，防止伤肢及未牵引肢体发生废用性肌肉萎缩、关节僵硬等。

6）每日检查牵引装置1～2次，保持牵引绳与肢体长轴方向一致。注意牵引绳有无障碍，骨圆针是否松动，伤肢血运是否正常。如发现问题，及时处理。

3. 特殊牵引：这类牵引是利用牵引带系于患者肢体某一部位，再用牵引绳通过滑轮连接牵引带和重量进行牵引的方法。也可称为牵引带牵引。临床上对骨折和脱位有一定的复位固定作用；还可用于缓解和治疗筋伤的痉挛、挛缩和疼痛。根据病变部位的不同，常用的有以下几种牵引方法。

（1）颌枕带牵引：是利用枕颌带系于头颅的颌下与枕部，连接牵引装置牵引颈椎的一种方法。

1）适应证：用于轻度无截瘫的颈椎骨折或脱位，颈椎病、颈椎间盘突出症的治疗。

2）牵引方法：有两种方法，① 坐位牵引，每日1～2次，每次20～30分钟，间接牵引，重量自6 kg开始，逐渐增加，根据每个患者的具体情况，可增加到12 kg左右。② 卧床持续牵引，患者仰卧位，牵引重量一般为2.5～3 kg，同时垫高床头15～20 cm。其目的是利用牵引维持固定头颈休息位，使颈椎间隙松弛，缓解痉挛，恢复颈椎平衡，促使神经根水肿吸收等，从而缓解症状，达到治疗目的。

3）注意事项：① 坐位牵引时，应选择合适的座椅，高低合适，坐垫松软并带有靠背，务必保持端坐体位。② 卧位牵引时，应选择合适的床铺，便于连接牵引装置。③ 注意牵引角度，是牵引治疗的关键。一般对颈型、神经根型颈椎病患者进行牵引时，头颈宜前屈30°位；椎动脉型颈椎病患者宜采用垂直牵引。无关节交锁的颈椎骨折，多采用头颈略后伸的卧位牵引；伸直型颈椎骨折多采用卧位牵引。④ 开始牵引时，有少数患者出现头痛、恶心、颈部不适等不良反应时，可通过减轻重量，调整牵引角度多能缓解。⑤ 对重度脊髓型颈椎病和颈椎间盘突出症患者，禁用牵引。⑥ 牵引重量不宜过大，以免影响张口进食，压迫产生溃疡，甚至滑脱至下颌部压迫颈部血管及气管，引起缺血窒息。

（2）骨盆悬吊牵引：是利用骨盆悬吊兜将臀部抬离床面，利用体重使悬吊兜侧面拉紧向骨盆产生挤压力，对骨盆骨折和耻骨联合分离进行整复固定的方法，称为骨盆悬吊牵引。

1）适应证：用于骨盆环骨折分离、耻骨联合分离、髂骨翼骨折向外移位以及骶髂关节分离等。

2）操作方法：患者仰卧位，以长方形厚布制成的骨盆悬吊布兜，其两端各穿一木棍，用布兜托住骨盆，以牵引绳分别系住横棍的两端，通过滑轮进行牵引。牵引重量以能使臀部稍离开床面即可。牵引时间为4～6周。

3）注意事项：① 牵引时两横木棍尽可能向中央收紧，以增加对骨盆两侧的挤压力，即可稳定骨折减少疼痛，又便于护理，同时患者感觉舒适；② 有骨盆环破坏的骨折，必要时同时进行两下肢的皮牵引或骨牵引，经4～6周悬吊牵引后可改为骨盆弹力夹板或石膏短裤固定，一般需要7～8周才能扶拐下地活动。

（3）骨盆牵引带牵引：是让患者仰卧于骨盆牵引床上，用束带分别捆绑于胸部和骨盆部，在束带上连接一定的重量或施加一定的力量进行牵引的方法，称为骨盆牵引带牵引。目前，电脑程控骨盆牵引床也已经得到普遍应用。

1）适应证：用于腰椎间盘突出症、腰椎小关节紊乱症、急性腰扭伤以及慢性腰肌劳损等症。

2）操作方法：有两种牵引方法：① 持续牵引，是用骨盆牵引带包托于骨盆，两侧各一个牵引带，每侧重量均等，约为10 kg，床脚抬高20～25 cm，便于对抗牵引。并结合加强腰背肌功能锻炼，使腰腿痛的症状逐渐消退。② 间断牵引，是利用机械进行大重量牵引，即用固定带将两侧腋部向上固定，作对抗牵引，另用骨盆牵引带包托进行牵引，每天牵引一次，每次牵引20～30分钟。牵引重量先从体重的1/3重量开始，逐渐加重牵引重量，可使腰腿痛症状逐渐减轻。

3）注意事项：① 对腰椎不稳症者不宜用较大重量牵引，以免加重症状。② 患者若在牵引中出现症状加重，或胸闷不适者，应调整牵引的重量、体位以及牵引带的松紧。部分患者可采取双小腿用枕垫高，或屈膝60°～90°，更能有效地松弛腰背肌，腰椎间隙后缘加宽，更有利于减轻神经根刺激症状。③ 经骨盆牵引后，疼痛减轻，应配合积极的腰背肌功能锻炼。④ 合并腰椎管狭窄的患者禁用牵引。

五、针刀 *

针刀是由金属材料做成的在形状上似针又似刀的一种针灸用具。是在古代九针基础上，结合外科用手术刀而发展形成的，已有10多年的历史、近几年有进一步发展的趋势，并为世人所重视。

针刀疗法是以中医针刺疗法和局部解剖、病理生理学知识为基础，与外科有限手术和软组织松解理论相结合而形成的一种新的治疗方法。这种治疗方法以痛为腧，用针刀刺入病所，以治疗肌肉、筋膜、腱鞘、韧带、关节滑膜等软组织损伤方面的病证。它具有松解筋肉、剥离粘连、解痉止痛、疏通气血的作用。而且针刀疗法具有操作简便，疗效明显，患者痛苦少、花费少，适应证广等优点，近年来在临床上不断的被推广和运用，日渐成为筋伤治疗的一种常用方法。

1. 适应证

(1) 因筋脉粘连、挛缩所致的四肢、躯干各处的顽固性疼痛点，其中以粘连面积小，或者只是一个痛点的疗效最佳。粘连面积大疗效较差。

(2) 所有骨、关节附近因肌肉、韧带紧张、挛缩，牵拉应力过度引起的骨质增生，针刀可松解相应的肌肉、韧带，恢复应力的动态平衡。

(3) 各种损伤引起的滑膜囊闭锁、滑液排泄障碍造成滑膜囊膨胀，出现酸胀、疼痛和运动障碍，应用针刀将滑膜囊闭合性切开数处，往往可立见成效。

(4) 各种腱鞘炎，尤其是狭窄性腱鞘炎，应用针刀治疗效果明显。

(5) 外伤性肌痉挛和肌紧张(非脑性)者，若明确病位、施术恰当可取得立竿见影的效果。

(6) 骨化性肌炎初期，肌肉韧带尚有一定弹性者，可使用针刀治疗，但疗程较长，一般为 2 个月左右。

(7) 手术损伤后遗症。

(8) 病理性损伤后遗症，如骨髓炎、类风湿关节炎等疾病导致的筋脉挛缩、粘连等而使关节屈伸受限，针刀对恢复关节功能有一定疗效。

2. 禁忌证

(1) 有发热症状者。

(2) 严重内脏病者。

(3) 施术部位有皮肤病或感染灶者。

(4) 施术部位有重要神经、血管、脏器而施术时无法避开者。

(5) 患有血友病者。

(6) 高血压,糖尿病未控制症状者。

(7) 年老体弱者及妇女妊娠期。

3. 注意事项: ① 严格掌握适应证、禁忌证。② 严格施行无菌操作规程,防止感染。③ 防止晕针,尤其是对精神紧张或体弱者。④ 严防血管、神经及内脏损伤。

六、封闭 *

封闭疗法是骨伤治疗中较常用的一种方法。它是通过在某一特定部位或压痛点注射药物,达到抑制炎症的渗出,改善局部营养状况,阻滞局部组织神经传导,松弛肌肉紧张,从而使疼痛缓解的一种疗法。

1. 方法与适应证

(1) 压痛点封闭:是临床最常用的方法。一般在体表压痛最明显处注射,常能收到很好的局部止痛效果。常用于肌腱、韧带附着点疼痛及筋膜痛等,针头直接刺至痛点深层或骨膜上，局部有酸胀沉重感，有时伴放射感，回吸无血时即可注入药液（一般注药阻力较大）。如压痛范围较大，单点注射药液不能到达全部，可做多点或扇形封闭。针头改变方向时，应先退至皮下，再行刺入。

（2）腱鞘内封闭：将药物直接注入腱鞘内，有消炎、松解粘连和缓解疼痛的作用。常用于肱二头肌长头腱鞘炎、桡骨茎突狭窄性腱鞘炎、指屈肌腱腱鞘炎等。刺入时针头应与皮肤呈30°，沿肌腱纵轴方向刺入腱鞘壁与肌腱之间，即可推注封闭液。如刺入准确，注药时阻力较小，且可看到封闭液沿肌腱向远、近两端扩散，患者也往往有此感觉，有时皮下可见直线样隆起。

（3）关节腔封闭：将药物注入关节腔内，有消除关节内炎症，解除关节内粘连和缓解疼痛的作用。常用于骨性关节炎、类风湿关节炎、肩关节周围炎等关节疼痛病。

（4）穴位封闭法　将药物注入穴位的方法。穴位即针灸的刺激点，是人体脏腑之气输注聚结之所在。中医骨伤科封闭常用的穴位有数十个，如合谷、大椎、足三里、环跳、承山、肾俞等。其选穴要准确，进针后有得气感才可注射。

（5）硬膜外封闭：将药物注入椎管内硬膜外腔中

以减轻炎症反应，解除或减轻对神经根的压迫和刺激，使疼痛缓解。常用于腰椎间盘突出症、腰椎管狭窄症等。常用的注射部位有腰椎管和骶管，进针时要慢而稳，细心体会进针时的阻力感，进到合适深度后，阻力突然消失，并出现落空感即可(腰椎管穿刺时，这种落空感更明显)，然后行注气试验，证明此处无阻力，有负压，并吸不出脑脊液，就证明针尖在硬膜外腔，即可注药。

注意：穿刺时如有脑脊液流出，应停止封闭。

(6) 神经根封闭：在神经根部注射药物以缓解因神经根受压或刺激引起的疼痛。用于各种神经根性疼痛病，进针时也要慢而稳，当患者有触电感，并向患肢放射，且放射部位与治疗前部位一致，即达到治疗部位，回吸无血时可适当退出少许，然后注入封闭液。注射时患者可感到沿神经走向有胀、重、热的放射症状，部分患者这种征象可在封闭后5～10分钟出现。

2. 禁忌证

(1) 患结核病、化脓性炎症、溃疡病、高血压、恶性肿瘤等患者，不宜采用激素封闭疗法。

(2) 体弱或全身情况不佳的患者、肝、肾功能障碍的患者、盐酸普鲁卡因过敏的患者，不宜采用盐酸普鲁卡因封闭。

(3) 诊断不明确的患者，最好不用或慎用封闭疗法(诊断性治疗的患者除外)。

(4) 患有严重的糖尿病患者、血友病患者、精神失常的患者,不宜采用封闭疗法。

(5) 局部皮肤有擦伤、感染或表皮糜烂的患者,不能应用封闭疗法。

3. 常用药物: 封闭用的药物很多,但应用最早也是最常用者仍为局部麻醉药和激素。

(1) 局部麻醉药:局部麻醉药能稳定神经纤维的细胞膜,使动作电位无法传导,而使神经的感觉功能被阻断,起到止痛作用。封闭就是取其阻滞麻醉的效应,来中断病变处疼痛的恶性循环传导,达到治疗目的。在封闭时应用局部麻醉剂,一方面可减少封闭时的疼痛,另一方面能使发生营养障碍的神经系统改变过度兴奋的状态,使强烈的刺激变为弱的刺激或阻断病变处的恶性循环刺激,调节机体功能,经过一定时期,阻滞作用消失后,功能恢复,疾病得以治愈。常用的药物有:2%盐酸普鲁卡因(奴夫卡因)、2%盐酸利多卡因(昔罗卡因)。

1) 盐酸普鲁卡因(奴夫卡因):本品在封闭疗法中是应用最早的,也是现在应用最广的封闭液。盐酸普鲁卡因毒性小,发挥作用迅速,对组织无刺激性,是一切局麻药中最安全的。成人一次用量的极限为1.0 g。规格有 0.25%盐酸普鲁卡因 10 ml,0.5%盐酸普鲁卡因

10 ml,2%盐酸普鲁卡因2 ml。封闭时可根据病变的部位、范围来决定用量;并根据用量的多少选用不同的浓度。

2) 盐酸利多卡因(昔罗卡因):本品的局部阻滞作用较盐酸普鲁卡因强,发挥作用也快,但毒性相应加大。成人一次用量不宜超过0.4 g。规格为:2%盐酸利多卡因5 ml,2%盐酸利多卡因10 ml。封闭时,0.5%~2%的浓度均可应用。

(2) 激素:激素的种类很多,作用不同。临床常用于封闭的主要是皮质醇(可的松类激素),临床常用的有泼尼松龙、醋酸氢化可的松、曲安奈德等。

激素封闭治疗骨科疾病,主要是利用其抗炎、抗过敏的作用,从而减轻机体组织对损伤性刺激所产生的病理反应;降低毛细血管壁和细胞膜的通透性,减少炎性渗出,使局部肿胀消退,抑制结缔组织增生,减少成纤维细胞的生长和病变组织的类纤维蛋白物质;抑制组织胺及其他毒性物质的释放。

全身应用激素可能产生的副作用确实很多,例如肥胖、多毛、痤疮、易受感染、骨质疏松、肌肉萎缩等等,原有胃十二指肠溃疡病者,可使溃疡病恶化,甚至引起大出血或胃穿孔;还可诱发高血压、动脉硬化症、胰腺炎、精神异常、股骨头缺血性坏死等。但应知道,产生这些副作用的原因,主要是由于大剂量应用、长期应用或反复应用所致。短期和少量应用,一般是不会产生上述副作用的。更何况封闭所用的剂量,只及口服剂量的十分之一左右。一次封闭后一般要经一周才做第二次封闭,所以激素封闭疗法,只要掌握恰当,事实上是不可能产生上述各种副作用的。

(3) 常用配伍及疗程

1) 醋酸泼尼松龙与2%盐酸普鲁卡因配伍应用,每周1次,3次为1个疗程,泼尼松龙每次用量一般不超过25 mg。

2) 醋酸氢化可的松与2%盐酸普鲁卡因配伍应用,每周2次,3次为1个疗程,氢化可的松每次用量一般不超过25 mg。

3) 曲安奈德注射液与1%利多卡因配伍应用;每周1次,3次为1个疗程,曲安奈德注射液每次用量一般不超过100 mg。

(4) 注意事项:① 要严格执行无菌操作,防止局部感染。② 封闭时患者采取卧位或坐位,以防因患者紧张或晕针而跌倒致伤。③ 注射部位要求准确,深浅适当,特别是胸背部要防止损伤内脏,严禁将药物直接注射在血管内。④ 选择好适当的药物和剂量,对于高血压、消化道溃疡和活动性肺结核患者禁用类固醇激素。⑤ 封闭后患肢要注意休息,限制负重或过多活动,否则病变会反复或加重。⑥ 部分患者封闭后会出现局部疼痛加剧，一般持续几个小时，应视为正常情况，可采取休息或局部冷敷等处理方法，必要时口服止痛药以对症处理。

临证处理规范

一、急诊处理规范 *

1. 询问病史：首先应询问患者病史，了解受伤情况（怎样受的伤，包括时间、地点、受伤时身体姿势及何部先着地等）、疼痛部位（什么地方痛）和功能障碍（运动障碍、感觉障碍、排尿障碍等），如有创口或出血，还应询问创口处理经过，是否用过止血带及使用的时间等，再结合体检、X 线检查等全面分析，才能及时作出正确的诊断，否则容易把较隐蔽或较轻微的损伤遗漏。

2. 全面体检：注意有无休克、软组织伤、出血，检查创口大小、形状、深度及污染情况。有无骨端外露，有无神经、血管、颅脑、内脏损伤及其他部位的骨折。对严重伤员必须快速进行。如怀疑患者合并其他部位或脏器损伤，需及时联系有关科室会诊，进一步明确诊断。

骨折局部一般表现包括：① 疼痛与压痛。② 局部肿胀与淤斑。③ 功能障碍。但仅有以上表现不能作为诊断骨折的依据，其也可见于软组织损伤及炎症。

骨折的专有体征包括：① 畸形；② 反常活动；③ 骨擦音或骨擦感。以上三种体征只要出现其中一种，即可诊断为骨折。但未见此三种体征时，也不排除骨折，例如嵌插骨折、裂纹骨折，可不出现上述体征。三种体征只可于检查时加以注意，不可故意使之发生，以免增加患者痛苦，使稳定骨折发生移位，或使锐利的骨折端损伤血管、神经及其他软组织。

3. 影像学检查

(1) X 线检查：X 线片须摄正侧位，并包括邻近关节，必要时还应拍摄特殊位置或健侧对应部位以利比较。但由于 X 线检查的局限性，某些不完全骨折或关节内骨折早期容易漏诊，故根据患者病史及查体疑似骨折者，应嘱其一周内门诊复诊复片。

(2) CT 和 MRI 检查：CT 检查在复杂骨折或深在部位的损伤，如髋关节、骨盆、脊柱的骨折脱位，判断骨折破坏程度、移位状态等诊断中显示优势，CT 三维成像技术可以三维立体显示像髋臼骨折这样复杂骨折的真实情况。MRI 对明确脊柱骨折合并脊髓损伤情况、膝关节半月板及韧带损伤、关节软骨等具有独特的优势，是普通 X 线片及 CT 无法替代的。

4. 骨折的处理：在处理骨折的整个过程中必须将患者作为一个整体进行考虑。不仅需要对骨折本身明确诊断，而且需要判断软组织损伤程度。同时结合患者的年龄，整体健康水平（心肺疾病、糖尿病、周围动脉疾病、静脉疾病、肾病和慢性肾衰、肝脏疾病、神经情况、恶性肿瘤、关节疾病、肥胖、用药情况），精神状态，职业以及社会因素等进行全面的评估。根据医院的设备、技术条件制定正确的治疗方案，并向患者及家属作出解释，使患者建立对医生和治疗计划的信心。

目前国际上常采用AO原则：复位并固定骨折以恢复其正常的解剖结构；根据骨折的“个性”、患者和创伤的不同程度，对骨折进行绝对稳定或相对稳定的固定；通过轻柔的复位技术和细致的处理来保护软组织和骨的血液供应；让患者及患肢进行早期和安全的活动及康复训练。

（1）复位标准

1）解剖复位：骨折段通过复位，恢复了正常解剖关系，对位、对线完全良好。

2）功能复位：由于各种原因，未能达到解剖复位，但骨折愈合后对肢体功能无明显影响。需要注意的是，由于上下肢体的结构功能及对功能的要求各不相同，每一部位功能复位的标准也不尽一致。如肱骨干稍有畸形，对功能影响不大；前臂的尺桡骨双骨折就要求对位对线都好，否则将影响前臂的旋转功能。

功能复位的标准：骨折部的旋转、分离移位必须完全纠正；成人下肢骨折缩短移位不超过 1 cm，上肢不超过 2 cm，儿童处于生长发育期，下肢骨折缩短在 2 cm以内，若无骨骺损伤，可在生长发育过程中自行矫正；具有生理弧度的骨干，可允许与其弧度一致的 10°以内的成角；长骨干横骨折，骨折端对位至少应达 1/3，干骺端骨折对位应不少于 3/4。

(2) 闭合复位：通过非手术方法，达到骨折端复位，包括手法复位和牵引复位。多数骨折均可通过闭合复位获得满意效果。

手法复位的时机：一般伤后 1～4 h 局部肿胀不严重，软组织弹性较好，手法操作容易，有利于骨折复位；当患者有休克、昏迷等情况时，须待全身情况稳定后，才能作手法复位；当伤肢出现严重的肿胀或水泡时，可待肿胀减轻后，再行手法复位。

手法复位前应充分了解患者病史、受伤机制、骨折类型、移位情况，以确立整复手法。同时根据患者骨折情况，选择适当的麻醉方式(局麻、神经阻滞麻醉)。手法复位时应轻柔准确，切忌粗暴，尽可能一次复位成功，避免反复多次手法操作加重局部软组织损伤。具体操作方法见“常用专科体检及操作技能”部分。

而对于干骺端的嵌插骨折、外骨膜完整的非移位骨折、外展嵌插型的股骨颈骨折和儿童青枝骨折，这些骨折不需要复位，只有在生理负荷下骨折可能发生变形时才需要固定。

(3) 切开复位：通过手术，直视下将骨折复位。

1) 适应证：骨折断端间有肌肉、肌腱等软组织嵌入；关节内骨折，手法复位后对位不理想，将影响关节功能者；手法复位与外固定难以维持骨折复位，达不到功能复位的标准者；骨折并发主要的神经血管损伤，在处理神经血管时，可同时切开复位；多发性骨折为了便于护理及治疗，防止发生并发症，可选择适当骨折部位施行切开复位；骨折畸形愈合及骨不愈合者。

2) 手术的时机：选择合适的时机进行手术是十分重要的，这取决于患者损伤的特点。血流动力学尚不稳定的多发创伤患者仅能接受较小的手术以挽救生命，或保存肢体，而非复杂的重建手术去改善关节功能。对已经明显肿胀、水肿的区域进行手术会增加伤口破溃及感染的风险。临床上大部分患者所患的骨折为单一部位的闭合骨折，对这类患者不应紧急手术，而应经过适当的检查和计划后再进行手术。开放性骨折最好是在伤后 6 h 之内进行急诊清创手术。闭合的骨折脱位和复杂的关节内骨折，这类患者的软组织肿胀通常非常严重，且合并明显的水疱，如果患者在软组织肿胀发生之前就诊，那么在准备齐备的情况下(如 CT 检查)早期进行骨折的最终治疗是最好的一种选择。

(4) 开放性骨折：开放性骨折是指骨折端与外界相通，伤口已污染。开放性骨折常常是高能量的损伤，所以骨和软组织创伤可能很严重，骨折和软组织愈合的环境差，对细菌繁殖的抵抗力弱。处理的关键是彻底清创，使开放污染的伤口转变为接近无菌的创面，防止感染，力争创口迅速闭合，将开放性骨折转化为闭合性骨折，从而为组织修复和骨折治疗创造有利条件。国际上常用开放性骨折 Gustilo 和 Anderson 分类方法。

清创术实施的时间：任何开放性骨折，原则上清创越早越好，感染机会越少，治疗效果越好。通常伤后 6～8 h 内是清创术的黄金时间，超过 8 h，感染的可能性增大，但在 24 h 之内，在有效使用抗生素的情况下也可酌情进行清创术。

5. 脱位的处理：急诊最常见的关节脱位主要有肩关节脱位、小儿桡骨头半脱位、颞颌关节脱位、指间关节脱位、肘关节脱位等。创伤性关节脱位的常用治疗原则：

(1) 早期复位。早期、正确、无损伤的手法复位可完全恢复关节的活动功能；一般复位后需复查 X 线片，了解关节复位情况；若多次手法复位失败或合并严重神经、血管损伤者，须进一步行切开复位。

（2）妥善固定。脱位整复后必须将肢体固定在功能位或关节稳定的位置上，一般应固定 2～3 周时间。

（3）适宜的功能锻炼。

6. 手外伤的处理：手的解剖复杂，功能精细，因此对于手外伤的处理要求亦高。除遵循一般创伤处理原则外，还应注意：① 早期正确的伤口止血及减少创口污染。② 详细了解手部伤情，可从手部创口的部位、大小、性质、手的畸形、血液循环、功能障碍等情况初步作出判断。③ 力争在伤后 6～8 h 内进行清创，清创时手部皮肤不宜切除过多，以防伤口闭合困难。④ 尽可能一期修复所有深部组织，若组织缺损过多，应采用组织移植的方法予以修复。⑤ 力争一期闭合创口。⑥ 妥善的术后处理，伤手应固定于功能位。

7. 伤筋的处理：急诊最常见的伤筋病主要有颈椎病、落枕、急性腰扭伤、腰椎间盘突出症、踝部扭伤等。

二、门诊处理规范

1. 骨折

（1）诊断：前来门诊就诊的骨折患者，往往多为诊断明确，并已行闭合复位外固定或切开复位内固定术后者。对于此类患者，应注意鉴别急诊初诊时是否遗漏其他部位的骨折损伤。

（2）骨折临床愈合标准：① 局部标准：局部无反常活动，无压痛及纵向叩击痛。② 影像学标准：X线片显示骨折线模糊，有连续性骨痂通过骨折线。③ 功能标准：外固定解除后伤肢能满足以下要求：上肢能向前平举1 kg重量达1 min；下肢能不扶拐在平地连续步行3 min，并不少于30步；连续观察2周骨折处不变形。功能标准的测定必须慎重，以不损伤骨痂发生再骨折为原则。

（3）治疗

1）对于已行闭合复位外固定者，需定期门诊复诊复片，了解骨折固定及愈合情况，并据此及时调整外固定，直至骨折达到临床愈合标准，拆除外固定为止。

2）对于已行切开复位内固定术后者，也需定期门诊复诊复片，了解伤口愈合及骨折内固定情况，直至骨折达到临床愈合标准。

3）根据骨折固定及愈合情况，指导患者适当功能锻炼，其动作宜缓慢轻柔，逐渐增加活动次数、运动幅度和力量。

4）注意预防骨折中晚期并发症：① 坠积性肺炎；② 褥疮；③ 下肢深静脉血栓形成；④ 骨化性肌炎；⑤ 创伤性关节炎；⑥ 关节僵硬；⑦ 急性骨萎缩；⑧ 缺血性骨坏死；⑨ 缺血性肌挛缩；⑩ 骨发育障碍。

2. 伤筋

(1) 运动系统慢性损伤

1) 分类：按所累及的组织不同可分为四类：① 软组织慢性损伤：如肌肉、筋膜、肌腱、腱鞘、韧带和滑囊的慢性损伤。② 骨慢性损伤：主要指在骨结构较纤细及易产生应力集中部位的疲劳性骨折。③ 软骨慢性损伤：包括关节软骨及骨骺软骨的慢性损伤。④ 周围神经卡压伤：神经本属软组织结构，但因其功能特殊，损害后表现及后果与其他软组织损伤不同，故单列为一类。

2) 诊断：运动系统慢性损伤涉及机体多类组织、多个部位，症状不一，但均有如下特点：① 局部长期慢性疼痛，但无明显外伤史。② 有特定部位的压痛点和肿块，常伴有放射痛及某种特殊的体征。③ 局部无明显炎症表现。④ 近期有与疼痛部位相关的过度活动史。⑤ 部分患者有导致运动系统慢性损伤的工种、坐姿、和工作习惯或职业史。结合各自临床表现和特点，诊断并不困难。

3) 治疗：① 限制致伤活动，纠正不良姿势，维持关节不负重活动和定时改变姿势，以使应力分散是治疗运动系统慢性损伤的首要环节。② 积极、系统地辅以物理治疗、按摩推拿、中药外敷及熏蒸等中医药治疗，是治疗运动系统慢性损伤的重要措施。③ 正确、合理地使用肾上腺皮质激素，如醋酸泼尼松龙、甲泼尼龙、地塞米松等。这些药物均有助于抑制损伤性炎症，减少粘连，是临床上最常用的行之有效的方法，但在应用类固醇药物时应注意以下几点：使用指征为慢性损伤性炎症，而非细菌性炎症或肿瘤；严格无菌操作；注射部位准确无误；按规定剂量及方法使用；注射后一旦局部出现肿胀甚或红热者，应立即停止使用。④ 非甾体抗炎药物的合理应用，非甾体抗炎药物种类较多，是治疗运动系统慢性损伤的常用药物，对于解除或减轻局部的炎症、疼痛具有明显的疗效。但此类药物均有不同程度的胃肠道反应，故不宜长期或大剂量服用，多适用于病情加重或反复发作时服用。⑤ 适时采用手术治疗：对某些非手术治疗无效的慢性损伤，如狭窄性腱鞘炎及腱鞘囊肿可适时采用手术治疗。

（2）颈腰椎退行性疾病：参见“常见病诊疗”部分。

三、病房处理常规

1. 病历书写：必须包括以下内容：① 主诉；② 现病史；③ 既往史，个人史、婚育史，过敏史，家族史等；④ 体格检查（包括骨伤科的专科检查）；⑤ 相关理化检查（包括 B 超、X 线、CT、MRI 及实验室检查等）；⑥ 中西医诊断；⑦ 诊疗计划。

2. 术前准备 *

(1) 术前必做检查：① 胸片、心电图、B超(肝胆脾胰肾)；② 血尿常规、血型、肝肾功能、电解质、血沉、感染性疾病筛查、肝炎相关病毒“二对半”、凝血功能、HIV、梅毒；③ 影像学检查：X线及CT、必要时行MRI；④ 特殊检查(根据具体情况)：肺功能检查、超声心动、动态心电图、血气分析。

(2) 术前必须签署的同意书：① 病情告知(委托)知情同意书；② 手术知情同意书；③ 输血知情同意书(选)；④ 自费用药(器械)知情同意书(选)。

(3) 术前医嘱：参见《中医外科应知应会手册》。

(4) 预防性抗菌药物选择与使用时机：① 预防性抗菌药物选择为第一、二代头孢类；② 预防性用药时间为术前30 min开始用药，术后2日停用；③ 手术超过3 h加用一次；④ 术中出血量大于1 500 ml时加用一次。

(5) 糖尿病患者的术前处理

1) 糖尿病患者在围手术期出现心脏并发症很常见，故完整的术前心脏评价和辅助检查(例如运动试验)是必要的。

2) 围手术期的血糖较难控制，虽然糖尿病患者在术后是否有着更高的伤口感染或全身感染的发生率目前仍无定论，但有证据表明强化围手术期血糖控制有助于减少并发症。

3）术前评估：① 区分1型（一直都需要胰岛素治疗）和2型糖尿病（可能需要胰岛素治疗）；② 如果糖化血红蛋白（HbA1 c）>10%或空腹血糖>10 mmol/L，术前应严格控制血糖，警惕脱水、酮症酸中毒和/或电解质异常；③ 如果术前血糖控制差，如为择期手术，则应提前住院以便更好地控制血糖。

4）处理方法：① 预防低血糖、酮症酸中毒和脱水（渗透性利尿）。② 在术前48 h前停用二甲双胍；所有其他的口服降糖药可以继续服用到手术当日上午，除非是长效药物（需更早停用）。③ 条件许可时，可静脉输注胰岛素，同时注意预防低血糖。④ 对于单纯饮食控制的糖尿病患者，无论何种手术类型，都不需要输注胰岛素。⑤ 对于只需口服降糖药以及只进行小手术的糖尿病患者，不需要输注胰岛素。⑥ 对于已经开始皮下注射胰岛素控制血糖的糖尿病患者，应调整胰岛素剂量以获得满意的血糖控制。

5）对于术后转入ICU/MICU、继续机械通气的患者，需要加强胰岛素治疗（静脉胰岛素输注）以保持血糖水平在6 mmol/L左右。

6）一旦患者可经口进食，则换为平时血糖控制方案。服用二甲双胍的糖尿病患者容易出现乳酸酸中毒（特别是合并有肾衰竭时）。

(6) 抗凝患者的围手术期处理

1) 难点：如果患者口服华法林(如房颤、机械性心脏瓣膜或 DVT/PE)并计划手术。在围手术期，主要是衡量终止抗凝的风险(静脉或动脉血栓形成的机会)与继续抗凝的风险(大出血的机会)。

2) 目前对此尚无统一意见。下面所列的建议必须结合临床判断，制定个体化的治疗方案。

3) 一般观点：① 当 INR≤1.5，手术一般是安全的(不会导致大出血并发症)；② 术前停用华法林，需要近 4 日时间才能使 INR 达到 1.5；③ 术后重新开始华法林，需要近 3 日才能使 INR 达到 2.0；④ 如果术前 4 日停用华法林以及术后马上开始抗凝(华法林重叠低分子肝素)，实际上患者只有 2 日时间没有被有效抗凝(术前 24 h 和术后 24 h)。

4) 血栓栓塞患者的术前处理

主要风险： ① 非瓣膜病性房颤：4.5%/年；根据患者的基础危险因素，危险性为 1%～20%/年；② 伴有既往栓塞(卒中)的非瓣膜病性房颤：12%/年；③ 机械性心脏瓣膜：8%/年；④ DVT/PE 抗凝 1 个月：下一个月 40%，停止抗凝血栓复发的风险很高，如果是择期手术，应尽量推迟；⑤ DVT/PE抗凝 2～3 个月：下一个月 10%；⑥ DVT/PE 长期抗凝：15%/年；⑦ 急性心房血栓栓塞：下一个月 15%。

处理原则：① 如果术前 INR 2～3，术前停用华法林 4 天（如果 INR＞3 或必须使得 INR＜1.5 则应更长）。② 术前 1 日测定 INR，如果 INR≥1.8；予维生素 K 1 mg 口服或肌肉注射。③ 对于 DVT/PE 患者：A. 血栓栓塞发作后第 1 个月：避免择期手术（停抗凝后血栓极易复发）；如果必须手术，一旦 INR＜2，给予静脉注射肝素。术前 6 h 停用肝素。如果出血部位无活动性出血，术后 12 h 重新开始静脉注射肝素（但不给予负荷量），如果静脉注射肝素的危险太大，且患者在过去 2 周内有 PE 或近端 DVT，考虑下腔静脉滤网；B. 血栓栓塞发作后 2～3 个月：不需术前静脉注射肝素。但是术后给予静脉注射肝素，直到 INR＞2，因为术后 DVT/PE 发生率高；C. 长期抗凝患者（末次 DVT/PE 发作超过 3 个月）：不需要术前和术后静脉注射肝素；术后给予 DVT/PE 预防（见 DVT/PE 的预防），直到 INR＞2。④ 对于房颤或机械性心脏瓣膜的患者：A. 如果患者在过去的 1 个月内有心房血栓栓塞发作（例如卒中），应避免择期手术，如果必须手术，术前和术后给予静脉注射肝素同上；B. 长期抗凝患者：术前和术后不需静脉注射肝素。

（7）麻醉方法及其适应证：按常规处理。

3. 手术 *

（1）手术室流程：参见《中医外科应知应会手册》。

(2) 洗手：参见《中医外科应知应会手册》。

(3) 穿隔离衣：参见《中医外科应知应会手册》。

(4) 手术野消毒、铺巾：皮肤消毒范围及顺序：一般要包括距手术切口部位 20 cm 以内的范围，如有可能延长切口或另行切口时，应考虑在内，一般部位手术皮肤消毒顺序应由切开部位中心开始，由内到外，逐渐扩展涂擦至周围，已触及到周围皮肤的药液纱布棉球不可返回中心部位；皮肤感染病灶的手术则应由外围开始，由外到内，逐渐达病灶区。

(5) 部分手术要求 *

1) 腰椎间盘突出症髓核摘除术＋神经根探查术

【适应证】① 年龄：18 岁以上；② 经正规保守治疗半年未见好转，病前生活质量及活动水平明显下降；③ 出现下肢肌力明显减退或马尾压迫症状；④ 全身状况允许手术；⑤ 征得患者及家属的同意；⑥ 首选单侧开窗髓核摘除术＋神经根探查术；⑦ 如存在严重腰椎不稳，或其他腰椎疾病，可能根据具体情况选择钢板或人工椎间盘固定。

2) 人工髋关节置换术

【适应证】股骨颈骨折不愈合或股骨头缺血性坏死。

3) 人工膝关节置换术

【适应证】① 膝骨关节炎；② 类风湿关节炎的废

用性关节的胫骨内侧关节面有较大的骨缺损;③ 已确认膝关节有明显的不稳定性患者;④ 膝关节附近肿瘤致韧带及骨骼已严重破坏。

4. 术后处理: ① 无菌创面的处理;② 有菌创面的处理;③ 引流及引流管处理。

5. 出院医嘱: 视具体情况而定。

三、夜班常见问题及其处理 *

1. 一般原则

(1) 夜班既是白天工作的延续,又有其特殊性:医护人员少,可获得的医疗资源少,危重患者夜间病情容易变化。

(2) 能在白天解决的诊治关键问题,例如向家属交待病情,决定是否进行有创抢救等,尽量不要留给夜班;能在前半夜解决的问题,包括请会诊、做检查,不要留到后半夜。

(3) 白班应对重点患者的病情作详细交班,可能出现重大病情变化或需要有创性操作(如内镜、介入、手术)的患者要在交班的同时通知总住院医师,便于联系相关人员。

(4) 及时请示上级医师,及时申请相关科室会诊,汇报病情要简单扼要、重点突出、信息明确。

(5) 重视患者新出现的和难以解释的症状和体

征，生命体征是最需要关注和严密监测的指标。

(6) 诊断思路：不要求立即获得明确诊断，但必须首先排除致命性和对诊治时机要求高的急症，如急性心梗、肺栓塞、急腹症、脑血管意外、中枢神经系统感染等。

(7) 尽量不更改长期治疗方案，只处理当晚需要解决的紧急问题，把涉及患者总体诊疗计划的问题留给主管医生。如果对某些医嘱有疑问，首先明确当晚执行这些医嘱是否会对病情有重大影响，如果不是，则最好等到次日早晨向主管医生澄清疑问。

(8) 病情判断不明时，处理应积极，千万不可存在侥幸心理，消极等待。如果你决定"先看看吧"，一定要有充分的理由。

(9) 带患者外出检查必须首先评估转运途中的风险，做好充分准备，缩短患者脱离监护、氧气支持和抢救设备的时间，转运途中密切监测生命体征，请总住院医师协助。

(10) 病情危重，诊断不明，治疗效果不明显时，及时交代病情，争取患者和家属的理解。

2. 疼痛的处理

(1) 镇痛药物的选择：依据 VAS 评分(疼痛程度，参见图 1 - 1，彩照见封三)，选择不同的药物。① VAS 评分 1～4 分(轻度疼痛)：一阶梯镇痛药物，可予乙酰水杨酸、泰诺林（肝病患者不超过 2 g/d，肝功能正常者不超过 4 g/d）。② VAS 评分 5～6 分（中度疼痛）：二阶梯镇痛药物，可予曲马多（奇曼丁）100 mg，每日 3 次，肌肉注射或口服，每日总量不超过 400 mg。③ VAS 评分 7～10（重度疼痛）：阿片类药物镇痛，可予吗啡、美施康定、奥施康定、盐酸吗啡、杜冷丁（肾功能不全者慎用），或芬太尼或芬太尼透皮贴剂（0.25 mg 芬太尼＝50 mg 吗啡），或可待因。

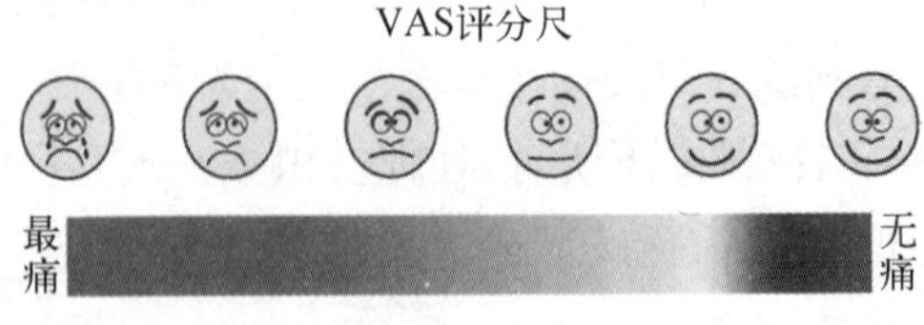

图 1－1

（2）注意事项

1）美施康定给药遵循 TIME 原则：① Titrate（初始剂量）：一般从 10～30 mg，每 12 小时 1 次开始，每 24 h 调整剂量 1 次；直到疼痛彻底缓解。② Increase（增加）：若疼痛无缓解，则剂量按照 30％～50％递增，直到疼痛完全缓解；若经放、化疗后，疼痛缓解，则剂量按 30％～50％递减，逐渐停药。③ Management（管理）：当突破性疼痛发生时，应用速释吗啡来处理，其剂量是 12 h 美施康定剂量的 1/4～1/3；当应用美施康定后达不到 12 h 镇痛并需要加用速释吗啡时，即应当考虑增加下一次美施康定的用量。④ Evaluate（评估）：随时评价患者对疼痛及止痛治疗的反应。⑤ 90％以上的患者可以通过剂量调整达到 12 h 持续镇痛，约 10％的患者需要每 8 h 给药才能达到。

2）阿片类药物的副作用：① 便秘。预防：多饮水，多食含纤维素的食物，适当活动，予缓泻剂。治疗：缓泻剂、灌肠，必要时减少阿片类药物剂量，合用其他止痛药。② 恶心/呕吐。预防：初用阿片类药第 1 周内，最好同时予胃复安等止吐药。治疗：轻度予胃复安或氯丙嗪或氟哌啶醇，恶心呕吐持续 1 周以上者，需减少阿片类药物用药剂量或换用药物，或改变用药途径。③ 依赖。苯那君治疗，48～72 h 后减少用量。④ 过度镇静。减少用药剂量，或减低分次用药量而增加用药次数，或换用其他止痛药物，或改变给药途径，48 h 后减量。⑤ 呼吸抑制。较少见，可予纳络酮拮抗。⑥ 尿潴留：流水诱导法、会阴部冲灌热水法或膀胱区按摩等；导尿，嘱定时排尿（每 4 小时 1 次）。

3）神经病理性疼痛：可表现为烧灼痛、放射痛、针刺痛、麻木感等。① 三环类抗抑郁药：阿米替林 25 mg，每日 1 次；滴定 3 日达治疗效应（常 50～200 mg，每日 1 次）。② 巴氯酚：5～30 mg，每日 2～3 次。③ 神经阻滞：请麻醉科会诊。

4）阿片类药物不同给药途径的剂量换算：患者自控镇痛泵（PCA）5 mg/h＝120 mg/24 h，相当于美施康定每日 360 mg 口服。详见表 1－8。

表 1－8　不同给药途径剂量换算

阿片类药物	口服剂量（mg）	静脉剂量（mg）
美施康定	30	10
奥施康定	20	—
美沙酮	20（急性疼痛）	10（急性疼痛）
	2～4（慢性疼痛）	2～4（慢性疼痛）
可待因	180～200	130
芬太尼	—	0.1（100 μg）
芬太尼透皮贴剂 *	2∶1 原则 **	

注：① * 予芬太尼透皮贴剂：8～12 h 方起效，故在前 12 h 内继续应用其他镇痛药物，贴剂移除后，镇痛效应仍持续存在。且一般仅用于慢性持续性疼痛。② ** 2∶1 原则：若 24 h 需口服吗啡量为 100 mg，则芬太尼透皮贴剂量 50 μg/h。

3. 其他相关情况　可参见《中医内科应知应会手册》《中医外科应知应会手册》中的相关内容。

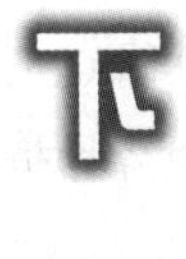
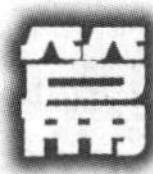

常见病诊疗

桡骨远端骨折

桡骨远端骨折系指发生于旋前方肌近侧以远部位的骨折。桡骨下端膨大,其横断面近似四方形,由松质骨构成,松质骨与坚质骨交接处为应力上的弱点,故此处容易发生骨折。包括 Colles 骨折、Smith 骨折、Barton 骨折。此类约占全身骨折的 1/6,好发于中老年人,女性多见。

一、病因病机

直接暴力和间接暴力均可造成桡骨下端骨折,但多为间接暴力所致。骨折是否有移位,与暴力大小有关。

二、诊断依据

总依据:① 有外伤史,多为间接暴力所致;② 伤后腕关节周围肿胀疼痛,前臂下端畸形,压痛明显,腕臂活动功能障碍;③ X 线摄片检查可明确诊断。

1. 伸直型骨折(Colles 骨折): 是桡骨远端 3 cm 以内的伸直型骨折,临床上很常见。骨折远端向背侧及桡侧移位,常伴旋后畸形、尺侧副韧带损伤或尺骨茎突骨折。

诊断依据:① 有跌倒用手掌撑地的病史。② 伤后有腕部肿胀,并出现“餐叉”畸形。③ X线片上具有三大特征:骨折远端向背侧及桡侧移位;桡骨远端关节面改向背侧倾斜,向尺侧倾斜的角度亦消失;桡骨长度缩短,桡骨茎突与尺骨茎突处于同一平面。④ 必须与屈曲型骨折相鉴别,后者桡骨骨折远端向掌侧移位。

2. 屈曲型骨折(Smith 骨折): 是指桡骨远端 2.5 cm以内骨折、骨折远端向掌侧及尺侧移位者。致伤机制与伸直型骨折相反,摔跌时手背着地。

诊断依据:① 典型外伤史(腕关节掌屈着地而受伤);② 其临床表现与 Colles 骨折相似,伤后有腕部肿胀,并出现“锅铲样”畸形;③ 结合 X 线片即可作出诊断,注意有无并发神经及肌腱损伤。

3. 桡骨远端关节内骨折(Barton 骨折): 是指桡骨远端涉及桡骨关节面的骨折,骨折线为斜形,达桡骨腕关节面。远端骨折块呈楔形,包括该关节面的1/3,骨折块移向近侧及背侧,腕骨随之移位,实际上为伸直型骨折脱位。

三、鉴别诊断

1. 腕部软组织扭伤：患者仅有局部疼痛肿胀，没有环形压痛和纵向叩击痛，腕关节活动轻度受限，可通过X线片相鉴别。

2. 伸直型与屈曲型相鉴别，主要依靠病史（损伤机制）、症状、体征、X线进行鉴别诊断。

四、中医治疗

1. 手法复位、固定：① 无移位型，掌背侧用2块夹板固定2～3周。② 伸直型，在拔伸牵引下，矫正重叠移位，在远端旋前，尺偏掌屈位下固定，尽量恢复桡骨远端的掌倾角及尺偏角，用夹板或石膏固定2周，此后改为腕中立位固定，4～5周后去除固定。③ 屈曲型，在拔伸牵引下，矫正重叠，远端骨片向背侧，近端向掌侧挤压，使之复位，腕关节固定在背伸位，固定4～5周。④ 半脱位型，复位方法基本同伸直型，如再移位，可在桡骨远端背侧置半环形垫，腕尺偏掌屈位下固定，3周后改腕中立位，6周后去固定。

2. 中药内服：按骨折三期，选用不同方剂，惟老年人后期应着重服养气血、壮筋骨、补肝肾之品。

五、西医治疗

常用切开复位内固定术。

六、预防与调护

1. 青少年桡骨远端骨骺尚未融合，易发生骨骺分离性骨折，应注意后期腕部畸形的发生。

2. 桡骨下端骨折老年人多见，往往伴全身性骨质疏松症，应同时予以治疗，以预防其他骨折的发生。

3. 桡骨远端骨折复位后应严密观察，有否筋膜间隔综合征的征象，必要时切开石膏或放松夹板扎带以防前臂缺血性肌挛缩症的发生。

4. 骨折畸形愈合且影响前臂旋转功能，因骨突而至正中神经受压或有肌腱断裂，可考虑手术。

肩关节脱位

肩关节脱位在全身大关节脱位中约占 38％～40％，多发生在青壮年，男多于女。根据脱位的时间长短和脱位次数的多寡，可分为新鲜性、陈旧性和习惯性脱位三种。根据脱位后肱骨头所在的部位，又可分为前脱位、后脱位两种；而前脱位又可分为喙突下、盂下、锁骨下及胸腔内脱位，其中以喙突下脱位最多见。由于肌肉的收缩、牵拉作用，盂下脱位多转变为喙突下脱位。新鲜脱位处理不及时或不妥，往往转变为陈旧性脱位，脱位通常可伴有骨折。

1. 肩关节前脱位： 患者常以健侧手托患侧前臂，紧贴于胸壁，以防肩部活动引起的疼痛，患肩往往因失去圆形膨隆外形，肩峰显著突出，形成典型的“方肩”畸形。

检查时，三角肌下有空虚感，在正常位置不能扪及肱骨头，若旋转肱骨干时，可在腋窝或喙突下或锁骨下扪及肱骨头。伤臂处于 20°～30°肩外展位，并呈弹性固定。搭肩试验（＋），直尺试验（＋）。测量肩峰到肱骨外上髁长度时，患肢短于健肢（但盂下脱位者长于健肢）。肩部正位和穿胸侧位 X 线摄片，可以确诊。

2. 陈旧性肩关节脱位： 以往有外伤史，患侧的三角肌萎缩，“方肩”畸形更加明显，在盂下、喙突下或锁骨下可摸到肱骨头，肩关节的各方向运动均有不同程度的受限。搭肩试验（＋），直尺试验（＋）。

3. 习惯性肩关节脱位： 有多次脱位病史，多发生于 20～40 岁之间，脱位时，疼痛多不剧烈，但肩关节活动仍有障碍，久而可导致肩部周围肌肉发生萎缩，当肩关节外展、外旋和后伸时，可易诱发再脱位。X 线摄片检查，可见肩后前位及上臂 60°～70°内旋位或上臂

50°～70°外旋位，可明确肱骨头后侧是否有缺陷。

4. 后脱位：后脱位的临床症状不如前脱位明显，外观畸形亦不典型，主要表现为有肩部前方暴力作用的病史，喙突突出明显，肩前部塌陷扁平，可在肩胛冈下触到突出的肱骨头，上臂呈现轻度外展及明显内旋畸形。拍摄肩部上下位或头脚位 X 线摄片，可以明确显示肱骨头向后脱位。肩部前后位 X 线摄片，因有时肱骨头刚好落在关节盂后方，又未显示重叠阴影因而延误诊断，故不可采用。

一、病因病机

肩关节脱位按肱骨头的位置分为前脱位和后脱位。肩关节前脱位者很多见，常因间接暴力所致，如跌倒时上肢外展外旋，手掌或肘部着地，外力沿肱骨纵轴向上冲击，肱骨头自肩胛下肌和大圆肌之间薄弱部撕脱关节囊，向前下脱出，形成前脱位。肱骨头被推至肩胛骨喙突下，形成喙突下脱位，如暴力较大，肱骨头再向前移致锁骨下，形成锁骨下脱位。后脱位很少见，多由于肩关节受到由前向后的暴力作用或在肩关节内收内旋位跌倒时手部着地引起。后脱位可分为肩胛冈下和肩峰下脱位，肩关节脱位如在初期治疗不当，可发生习惯性脱位。

1. 前脱位：① 盂下型，患侧上臂长于健侧（肩峰至肱骨外上髁），腋下可摸到肱骨头；② 喙突下型，喙突下隆起明显，可摸到肱骨头；③ 锁骨下型，锁骨下方隆起明显，可摸到肱骨头。

2. 后脱位：肩前方变平，肩向前突出，喙突及肩峰较健侧向前显露，上臂处于中立或内旋位，上臂内收，肩峰、盂下或肩胛冈下可摸到肱骨头。

3. 肩关节脱位合并骨折：常见合并肱骨大结节骨折。局部肿胀较严重，或有淤斑，肱骨大结节压痛。

二、诊断依据

1. 有外伤史。

2. 多发于青壮年。

3. 肩部肿胀、疼痛、压痛、功能障碍。上臂弹性固定于外展 30°～40°，呈方肩畸形，肩峰下凹陷空虚，在喙突、锁骨下或腋窝处可扪到脱出的肱骨头。搭肩试验阳性。

4. X 线摄片检查可明确诊断及了解是否合并骨折。

三、鉴别诊断

1. 肱骨外科颈骨折：症状、体征相似，但本病肿胀及淤斑较明显，肱骨上端环形压痛，可有异常活动，X线平片见骨折线位于肱骨外科颈，亦可两者合并存在。

2. 肩峰骨折： 均为肩部肿痛，但压痛点位于肩峰部，被动外展时可有一定的活动度；X线片可见肩峰骨折。

3. 锁骨骨折： 锁骨处有骨擦音、骨擦感，X线摄片可明确诊断。

四、中医治疗

1. 手法治疗： 前脱位、后脱位或脱位合并骨折，均采用拔伸足蹬法或拔伸托入法予以手法复位，复位成功后可用颈腕吊带或患肢贴胸固定2～3周。

脱位后应尽快复位，选择适当麻醉（臂丛麻醉或全麻），使肌肉松弛并使复位在无痛下进行。老年人或肌力弱者也可在止痛剂下（如75～100 mg杜冷丁）进行。习惯性脱位可不用麻醉。复位手法要轻柔，禁用粗暴手法以免发生骨折或损伤神经等附加损伤。常用复位手法有三种：① 足蹬法（Hippocrate's法）：患者仰卧，术者位于患侧，双手握住患肢腕部，足跟置于患侧腋窝，两手用稳定持续的力量牵引，牵引中足跟向外推挤肱骨头，同时旋转，内收上臂即可复位。复位时可听到响声。② 科氏法（Kocher's法）：此法在肌肉松弛下进行容易成功，切勿用力过猛以防肱骨颈受到过大的扭转力而发生骨折。手法步骤：一手握患者腕部，屈肘到 90°，使肱二头肌松弛；另一手握肘部，持续牵引，轻度外展，逐渐将上臂外旋，然后内收使肘部沿胸壁近中线，再内旋上臂，此时即可复位，并可听到响声。③ 牵引推拿法：患者仰卧，一助手用布单套住其胸廓向健侧牵拉，第二助手用布单通过腋下套住患肢向外上方牵拉，第三助手握住患肢手腕向下牵引并外旋内收，三方面同时徐徐持续牵引，术者用手在腋下将肱骨头向外推送还纳复位。二人也可做牵引复位。

复位后肩部即恢复钝圆丰满的正常外形，腋窝、喙突下或锁骨下再也摸不到脱位的肱骨头，搭肩试验变为阴性，X 线检查肱骨头在正常位置上。如合并肱骨大结节撕脱骨折，因骨折片与肱骨干间多有骨膜相连，在多数情况下，肩关节脱位复位后撕脱的大结节骨片也随之复位。

复位后处理：肩关节前脱位复位后应将患肢保持在内收内旋位置，腋部放棉垫，再用三角巾、绷带或石膏固定于胸前，3 周后开始逐渐作肩部摆动和旋转活动，但要防止过度外展、外旋，以防再脱位。后脱位复位后则固定于相反的位置(即外展、外旋和后伸拉)。

2. 中药内服：早期宜活血化瘀，消肿止痛，方如疏筋活血汤加减；中期宜舒筋活血，强筋壮骨，方如壮筋养血汤、补肾壮筋汤加减；后期宜补益肝肾，如方左归丸、右归丸加减。

五、西医治疗

1. 手术复位：有少数肩关节脱位需要手术复位，其适应证为：肩关节前脱位并发肱二头肌长头肌腱向后滑脱阻碍手法复位者；肱骨大结节撕脱骨折，骨折片卡在肱骨头与关节盂之间影响复位者；合并肱骨外科颈骨折，手法不能整复者；合并喙突、肩峰或肩关节盂骨折，移位明显者；合并腋部大血管损伤者。

2. 陈旧性肩关节脱位的治疗：肩关节脱位后超过 3 周尚未复位者，为陈旧性脱位。关节腔内充满瘢痕组织，有与周围组织粘连，周围的肌肉发生挛缩，合并骨折者形成骨痂或畸形愈合，这些病理改变都阻碍肱骨头复位。陈旧性肩关节脱位的处理：脱位在 3 个月以内，年轻体壮，脱位的关节仍有一定的活动范围，X 线片无骨质疏松和关节内、外骨化者可试行手法复位。复位前，可先行患侧尺骨鹰嘴牵引 1～2 周；如脱位时间短，关节活动障碍轻亦可不作牵引。复位在全麻下进行，先行肩部按摩和作轻轻的摇摆活动，以解除粘连，缓解肌肉痉挛，便于复位。复位操作采用牵引推拿法或足蹬法，复位后处理与新鲜脱位者相同。必须注意，操作切忌粗暴，以免发生骨折和腋部神经血管损伤。若手法复位失败，或脱位已超过 3 个肩关节脱位者，对青壮年伤员，可考虑手术复位。如发现肱骨头关节面已严重破坏，则应考虑作肩关节融合术或人工关节置换术。肩关节复位手术后，活动功能常不满意。对年老患者，不宜手术治疗，鼓励患者加强肩部活动。

3. 习惯性肩关节前脱位的治疗：习惯性肩关节前脱位多见于青壮年，究其原因，一般认为首次外伤脱位后造成损伤，虽经复位，但未得到适当有效的固定和休息。由于关节囊撕裂或撕脱和软骨盂唇及盂缘损伤没有得到良好修复，肱骨头后外侧凹陷骨折变平等病理改变，关节变得松弛。以后在轻微外力下或某些动作，如上肢外展外旋和后伸动作时可反复发生脱位。肩关节习惯性脱位诊断比较容易，X线检查时，除摄肩部前后位平片外，应另摄上臂60°～70°内旋位的前后X线片，如肱骨头后侧缺损可以明确显示。

对习惯性肩关节脱位，如脱位频繁宜用手术治疗，目的在于增强关节囊前壁，防止过分外旋外展活动，稳定关节，以避免再脱位。手术方法较多，较常用的有肩胛下肌关节囊重叠缝合术（Putti-Platt氏法）和肩胛下肌止点外移术（Magnuson氏法）。

六、预防与调护

肩关节脱位后康复治疗，对肩关节功能恢复至关重要。肩关节脱位复位后3周之内应固定，以利关节周围软组织的恢复。3周后应做主、被动活动，逐步增大关节活动幅度，还可进行理疗、体疗，以帮助关节功能恢复。

落　枕

落枕是颈部常见的筋伤之一，又称为失枕。多于无防备的情况下，颈部肌肉突然收缩，引起肌纤维部分撕裂；或睡觉时枕头过高或姿势不正，颈部肌肉持续受过度牵拉；或者因风寒侵袭，气血瘀滞，经络闭塞所致。落枕的临床表现为晨起突感颈后部，上背部疼痛不适，以一侧为多，或有两侧俱痛者，或一侧重，一侧轻。多数患者可回想到昨夜睡眠位置欠佳，检查时颈部肌肉有触痛，由于疼痛使颈项活动欠利，不能自由旋转，严重者俯仰也有困难，甚至头部强直于异常位置，使头偏向病侧。检查时颈部肌肉有触痛、浅层肌肉有痉挛、僵硬，摸起来有“条索感”。多见于青壮年，男多于女，冬春两季发病较高。

一、病因病机

落枕多因为睡眠时枕头过高、过低或过硬，或睡姿不良，头颈过度偏转，使颈部肌肉长时间受到牵拉，处于过度紧张状态而发生静力性损伤。常因平素缺乏锻炼,身体虚弱,气血循行不畅,复遭受风寒侵袭,致经络不舒,气血凝滞而麻痹不通,不通则痛。常见受累的肌肉有胸锁乳突肌、颈前斜角肌、颈长肌或肩胛提肌、斜方肌等,并可出现颈肩部或一侧上肢的反射性疼痛。

二、诊断依据

1. 一般无外伤史,多因睡眠姿势不良或感受风寒后所致。

2. 急性发病,睡眠后一侧颈部出现疼痛,酸胀,可向上肢或背部放射,活动不利,活动时伤侧疼痛加剧,严重者使头部歪向病侧。

3. 患侧常有颈肌痉挛,胸锁乳突肌、斜方肌、菱形肌及肩胛提肌等处压痛。在肌肉紧张处可触及肿块和条索状的改变。

三、鉴别诊断

儿童发现有头颈部突然歪斜,不能轻易诊断为落枕,应考虑是否有特发性环枢关节半脱位或颈部其他疾患。

四、中医治疗

1. 瘀滞型

【证候】晨起颈项疼痛,活动不利,活动时患侧疼痛加剧，头部歪向病侧，局部有明显压痛点，有时可见筋结。舌暗紫，脉弦紧。

【治法】活血舒筋。

【代表方】舒筋汤加减。

2. 风寒型

【证候】颈项背部掣痛，拘紧麻木；可兼有淅淅恶风，微发热，头痛等表证。舌淡，舌苔薄白，脉弦紧。

【治法】疏风祛寒，宣痹通络。

【代表方】葛根汤合桂枝汤或羌活胜湿汤加减。

五、西医治疗

1. 封闭治疗：一般适用于对压痛点的治疗，选准固定而有明显的压痛点，用0.2%利多卡因2 ml加曲安奈德或泼尼松龙2 ml、维生素B_{12} 2 ml等，对压痛点进行封闭。配合服消炎镇痛西药如塞来昔布、双氯芬酸钠等。落枕严重者，局部注射0.25%普鲁卡因10 ml，止痛效果明显。

2. 功能锻炼：作头颈部的仰俯旋转活动，以舒筋活络，增强颈部肌肉力量。

六、其他疗法

可以选用手法、电针、磁疗、熏蒸等缓解肌肉痉挛。

1. 手法治疗：常用手法有按法、指揉法、拿法、弹拨法，可辅以针灸治疗。

2. 针灸治疗： 根据临床表现特点，以局部取穴为主，配以肢体远端穴位。

七、预防与调护

1. 用枕适当： 睡眠时枕头的高低软硬对颈椎有直接影响，最佳的枕头应该是能支撑颈椎的生理曲线，并保持颈椎的平直。枕头要有弹性稳定，枕芯以热压缩海绵枕芯为宜。喜欢仰卧的，枕头的高度为 8 厘米左右；喜欢侧卧的，高度为 10 厘米左右。仰卧位时，枕头的下缘最好垫在肩胛骨的上缘，不能使颈部脱空。另外要注意的是枕席，枕席以草编为佳，竹席一则太凉，二则太硬，最好不用。

2. 颈部保暖： 颈部受寒冷刺激会使肌肉血管痉挛，加重颈部板滞疼痛。在秋冬季节，最好穿高领衣服；天气稍热，夜间睡眠时应注意防止颈肩部受凉；炎热季节，空调温度房间的不能太低。

3. 姿势正确： 颈椎病的主要诱因是工作学习的姿势不正确，良好的姿势能减少劳累，避免损伤。低头时间过长，使肌肉疲劳，颈椎间盘出现老化，并出现慢性劳损，会继发一系列症状。最佳的伏案工作姿势是颈部保持正直，微微地前倾，不要扭转、倾斜；工作时间超过 1 小时，应该休息几分钟，做些颈部运动或按摩;不宜头靠在床头或沙发扶手上看书、看电视。

4. 避免损伤: 颈部的损伤也会诱发本病,除了注意姿势以外,乘坐快速的交通工具,当遇到急刹车时,头部向前冲去,会发生“挥鞭样”损伤,因此,要注意保护自己,不要在车上打瞌睡,坐座位时可适当地扭转身体,侧面向前;体育运动时更要避免颈椎损伤;颈椎病急性发作时,颈椎要减少活动,尤其要避免快速的转头,必要时用颈托保护。

5. 锻炼: 颈椎的锻炼应该慎重,要避免无目的的快速旋转或摇摆,尤其是颈椎病急性期、椎动脉型颈椎病或脊髓型颈椎病者。

股骨颈骨折

股骨颈骨折是指由于骨质疏松、老年人髋周肌肉群退变、反应迟钝或遭受严重外伤所致的股骨颈断裂,其以髋部疼痛、腹股沟中点附近有压痛和纵轴叩击痛为主要表现的股骨头下至股骨颈基底部骨折。股骨颈骨折多发生于老年人,以 50～70 岁最多见,女性发生率高于男性。

一、病因病机

股骨颈骨折常发生于老年人,女略多于男,随着人们寿命的延长,其发病率日渐增高。由于股骨颈部细小,处于疏松骨质和致密骨质交界处,负重量大,又因老年人肝肾不足,筋骨衰弱,即使受轻微的直接外力或间接外力,如平地滑倒,髋关节旋转内收,臀部着地,也可引起骨折。青壮年、儿童发生股骨颈骨折较少见,若发生必因遭受强大暴力所致,如车祸、高处跌下等。此种股骨颈骨折患者,常合并有其他骨折,甚至内脏损伤。移位多的囊内骨折,股骨头断绝了来自关节囊及股骨干的血液供应,以至骨折近段缺血,不但骨折难以愈合,而且容易发生股骨头缺血性坏死。股骨颈的骨折线越高,越易破坏颈部的血液供应,因而骨折不愈合、股骨头缺血性坏死的发生率就越高。基底部骨折因骨折线部分在关节囊外,而且一般移位不多,除由股骨干髓腔来的滋养血管的血供断绝外,由关节囊来的血运大多完整无损,骨折近端血液供应良好,因此骨折不愈合和股骨头缺血性坏死的发生率较低。

二、诊断依据

1. 股骨颈骨折的分型

(1) 按骨折发生部位可分为四型:① 头下型:骨折线完全位于股骨头下,整个股骨颈均在骨折远端,股骨头可在髋臼和关节囊内自由转动。这类骨折在老年患者中最为多见,股骨头血供损伤严重,即使圆韧带动脉存在,也只能供给圆韧带凹附近小范围骨质血运;而圆韧带动脉随年龄增长而逐渐退化,甚至闭塞。因此,这类骨折愈合困难,股骨头缺血坏死的发生率高,预后差。② 头颈型:即股骨颈斜行骨折。由于股骨颈骨折多系扭转暴力所致,故真正的头下型和颈中型均属少见,而多数头下型骨折均带有一块大小不等的股骨颈骨折块,使骨折线呈斜行。此型骨折难以复位,复位后稳定性亦差,对股骨头血供的破坏仅次于头下型。③ 经颈(颈中)型:全部骨折面均通过股骨颈,实际上此型较少见,特别老年患者中更少见,甚至有学者认为不存在此型。X线显示的经颈型骨折往往是一种假象,重复摄片时常被证实为头颈型。④ 基底型骨折线位于股骨颈基底。骨折端血运良好,复位后易保持稳定,骨折容易愈合,预后良好,故有部分学者将其列入转子部骨折。

注:前三型骨折的骨折线位于髋关节囊内,称囊内骨折;基底型骨折线位于囊外,称囊外骨折。

(2) 按骨折移位程度分为四型(Garden 分型法):Ⅰ型:一种是不完全骨折,另一种是外展嵌插型骨折,同时可伴有股骨头一定程度的后倾。Ⅱ型为完全骨折但无移位。Ⅲ型为骨折有部分移位,股骨头外展,股骨颈段轻度外旋及上移。Ⅳ型为骨折完全移位,股骨颈段明显外旋和上移。

Ⅰ型、Ⅱ型因为骨折断端无移位或移位程度较轻，骨折损伤程度较小，属于稳定型骨折；Ⅲ型、Ⅳ型因骨折断端移位较多，骨折损伤较大，属于不稳定骨折。

(3) 按骨折线的走形角度分类：Ⅰ型：远端骨折线与身体纵轴垂线夹角小于30°为外展型骨折，骨折断端之间承受的剪力较小，比较稳定。Ⅱ型：骨折线与身体纵轴垂线夹角大于30°、小于50°为中间型骨折，稳定性较差。Ⅲ型：远端骨折线与身体纵轴垂线夹角大于50°为内收型骨折，骨折断端之间承受的剪力较大，骨折不稳定，且角度越大越不稳定。

(4) 按AO分类：根据其统一编码排序将股骨颈骨折分类为：股骨近段、关节囊内、干骺端。① 31－B1型：无或轻微移位的股骨头下型骨折；② 31－B2型：骨折面经过股骨颈中部或基底的骨折；③ 31－B3型：有移位的股骨头下型骨折。

2. 临床表现及诊断：① 有外伤史。② 好发于老年人。③ 伤后髋部疼痛、不能站立，肢体活动困难，患肢呈内收、外旋(45°～60°)、短缩畸形。伴有腹股沟中点处压痛、下肢纵向叩击痛。④ X线检查可明确诊断及类型。

三、鉴别诊断

1. 股骨转子骨折： 由于股骨转子骨折的治疗原则和方法与股骨颈骨折不同，因此鉴别诊断十分重要。股骨转子骨折也多见于老年患者，多由外伤引起，也可出现患肢外旋畸形、肢体缩短，但股骨转子骨折的患肢外旋畸形往往较股骨颈骨折更加明显，髋关节周围可出现皮肤青紫、淤斑，无明显大转子上移的体征，X线检查对诊断和鉴别诊断有十分重要的意义。

2. 髋关节脱位： 髋关节脱位也由外伤引起，患者也可出现髋关节疼痛、活动受限、畸形、患肢缩短、大转子上移等。但髓关节脱位一般由强大暴力所致，受伤后疼痛、活动受限较股骨颈骨折更加明显。如为髋关节后脱位可出现髓关节屈曲、内收、内旋畸形，在臀部可摸到脱出的股骨头；如为髋关节前脱位可出现髓关节外展、外旋、屈曲畸形，腹股沟处肿胀，并能摸到脱位的股骨头。X线检查对鉴别诊断有决定性意义。

四、中医治疗

1. 辨证论治

(1) 早期

【证候】患髋肿胀，疼痛，按之痛甚，腹部胀痛，或大便不通，口干口苦。舌红，苔黄腻，脉弦实。

【治法】活血祛瘀，消肿止痛。

【代表方】桃红四物汤加减。

（2）中期

【证候】肿胀逐渐消退，疼痛减轻，痛处固定在髋部，拒按。舌紫暗，脉细而涩。

【治法】活血止痛，祛瘀生新。

代表方】舒筋活血汤加减。

（3）后期

【证候】筋骨萎软，腰膝无力，步履艰难，头目眩晕，形体消瘦。舌淡苔薄白，脉弱。

【治法】补益肝肾，强壮筋骨。

【代表方】壮筋养血汤加减。

2. 练功活动：应积极进行患肢股四头肌舒缩活动，以及踝关节和足趾关节的屈伸功能锻炼，以防止肌肉萎缩、关节僵硬及骨质脱钙现象。解除固定和牵引后，逐渐加强患肢髋、膝关节的屈伸活动，并可扶双拐不负重下床活动。以后每1～2个月X线摄片复查，至骨折坚固愈合、股骨头无缺血性坏死现象时，方可弃拐逐渐负重行走，一般约需半年。

3. 其他疗法

（1）整复方法：屈髋屈膝法，患者仰卧，助手固定骨盆，术者握其腘窝，并使膝、髋均屈曲90°向上牵引，纠正缩短畸形。然后伸髋、内旋、外展以纠正成角畸

形，并使折面紧密接触。复位后可作手掌试验，如患肢外旋畸形消失，表示已复位。

（2）固定方法：外展型，卧床6周，患肢置外展位，轻重量皮肤牵引或膝下垫枕，局部外敷消瘀止痛膏或接骨续筋膏。

（3）功能锻炼：全身及局部功能活动如上肢操练，主动收缩股四头肌，屈伸踝并顾及足趾等，以增强体质，促进恢复。

五、西医治疗

1. 非手术治疗

（1）无移位骨折：即Garden Ⅰ，Ⅱ型骨折，通过皮牵引或穿防旋鞋制动4～6周，然后离床逐步活动，待骨性愈合后恢复负重行走。

（2）移位型骨折：即Garden Ⅲ，Ⅳ型骨折，因患者全身情况很差，无法耐受麻醉和手术或患方拒绝接受手术治疗方案。可通过皮牵引或穿防旋鞋制动2～3周，然后离床逐步活动，多数留有功能障碍。

2. 手术治疗

（1）内固定治疗：对于股骨颈骨折，原则上均需手术治疗，因为存在继续移位可能。通过闭合复位或者切开复位，内固定可选择空心螺钉；对于基底型股骨颈骨折，3枚空心钉容易失败，可选择DHS并附加

防旋螺钉。

(2) 人工关节置换：适应证主要为年龄超过65岁、严重骨质疏松、内固定失败、骨折不愈合或陈旧性股骨颈骨折。可分为人工股骨头置换和全髋关节置换。

六、预防与调护

1. 情志护理：应该多安慰劝导患者，认真做好解释工作，治疗护理措施尽量避免采用一些非生理性约束，使其心情舒畅，耐心解释开导，帮助其摆脱情绪低潮，增强信心。

2. 病情观察：① 卧骨科硬板牵引床，注意保持患肢正确的功能位置，使患肢外展、屈髋30°～40°，为防止髋内翻，让患者患肢穿“丁”字鞋。② 保持牵引的效能。③ 防止牵引针孔感染。④ 行皮牵引应随时注意观察胶布及绷带有无松散或脱落，定时检查胶布边缘皮肤有无发红或破溃。⑤ 疼痛的护理。

3. 饮食调护：术后初期属实证，饮食选用有活血化瘀、消肿止痛作用的食物，宜食清淡而富于营养易消化食物，忌辛辣、肥甘之味，多食含纤维素多的饮食，多食蔬菜、水果。后期属虚证，应选用益气血、补肝肾、壮筋骨的食物，多食含钙质和营养丰富的食品，如鲜排骨汤和动物肝、肾，藕粉等，也可用大枣泡水代

茶饮。品种宜多样化，少量多餐以强筋续骨，以利于骨痂生成，同时饮用蜂蜜水保持大便通畅。

4. 功能锻炼指导：患肢关节活动与全身锻炼能起到推动气血的流通和加速祛腐生新的作用，并改善血液及淋巴循环使关节经络得到濡养。功能锻炼时应严格遵守个体性、渐进性、全面性三大原则。术后3周可用中药膏热敷，配服舒筋活血、滋养筋骨中药，外加活血化瘀剂熏洗，洗髋、膝关节，有利于关节功能恢复。2个月后可扶双拐不负重行走，6个月患肢不负重，6个月后经X线摄片检查显示骨痂生长坚固，并证实无股骨头坏死现象，可弃拐行走。术后1～2年内适当口服活血化瘀中药、钙剂，适当多晒太阳，合理营养，适量运动，定期接受骨质疏松检查，禁烟、酒等。每日用频谱治疗仪照射30分钟，以防止肌肉萎缩，使患者早日康复。

5. 并发症的预防护理：① 呼吸道感染的防治。② 褥疮的预防，患者股骨颈骨折后因手术治疗等创伤后身体衰弱不能自主活动，患者很容易发生褥疮，应加强护理，保持床铺的整洁干燥，对皮肤受压处进行中药热敷，促进全身血液循环，外用护肤品、透明贴、气垫圈等，以防止褥疮的发生。③ 泌尿系感染的防治：老年人抵抗力降低，容易发生泌尿系的感染，应做好会阴部的清洗工作，嘱患者多饮水，增加尿量。

④ 便秘的防治：患者骨折后长期卧床，排便习惯发生改变，很容易造成便秘，此时应嘱患者多饮水，多食纤维素含量高的易消化食物。

颈 椎 病

因颈椎间盘组织退行性改变及其继发病理改变，累及周围临近组织（神经根、脊髓、椎动脉、交感神经等）出现相应临床症状和（或）体征者，称为颈椎病。本病多见于40岁以上中老年患者，多因慢性劳损或急性外伤引起。主要由于颈椎长期劳损、骨质增生，或椎间盘脱出、韧带增厚，致使颈椎脊髓、神经根或椎动脉受压，出现一系列功能障碍的临床综合征。

一、病因病机

1. 体质虚弱：由于患者素体虚弱，气血不足，腠理空疏，易为外邪所侵；正不能驱邪外出，以至风寒湿热之邪得以逐渐深入，留恋于颈项筋骨血脉。尤其是人至中年，营卫气血渐弱，血脉壅滞，最易出现颈椎病。

2. 外邪入侵：即便是体质良好者，如果长期感受寒湿，风寒湿之邪杂至，日久亦可积而成疾，而体质虚弱或过劳之时，外邪更易入侵而为病。

3. 外伤及劳损：颈部外伤必然导致局部经脉气

血的瘀滞不通，慢性劳损是指经久的积累性损伤，如颈部长时间处于某些强迫或被动体位之下，会导致气血失和，经脉不通，日久血瘀痰凝，累及肝肾督脉，则病根深入，缠绵难愈。

二、病理分型

1. 颈型：枕颈部痛，颈活动受限，颈肌僵硬，有相应压痛点。X线摄片示颈椎生理弧度在病变节段改变。

2. 神经根型：颈痛伴上肢放射痛，颈后伸时加重，受压神经根皮肤节段分布区感觉减弱，腱反射异常，肌萎缩，肌力减退，颈活动受限，臂丛牵拉试验、颈椎挤压试验均阳性。

3. 脊髓型：早期下肢发紧，步行不稳，如履沙滩，晚期一侧下肢或四肢瘫痪，二便失禁或尿潴留。受压脊髓节段以下感觉障碍，肌张力增高，反射亢进，椎体束征阳性。X线摄片提示椎间隙狭窄，椎体后缘增生较严重并突入椎管。CT和(或)MRI检查提示椎管变窄，椎体后缘增生物或椎间盘膨出压迫脊髓。

4. 椎动脉型：头痛，眩晕，耳鸣，耳聋，视物不清，有体位性猝倒，颈椎侧弯后伸时症状加重。X线摄片提示横突间距变小，钩椎关节增生。CT检查可显示左右横突孔大小不对称，一侧相对狭窄。椎动脉造影见椎动脉迂曲、变细或完全梗阻。

5. 交感神经型：眼睑无力，视力模糊，瞳孔扩大，眼窝胀痛，流泪，头痛，偏头痛，头晕，枕颈痛，心动过速或过缓，心前区痛，血压增高，四肢凉或手指发红发热，一侧肢体多汗或少汗等。X线摄片见钩椎增生，椎间孔变狭窄，颈椎生理弧度改变或有不同程度错位，椎动脉造影有受压现象。

三、诊断依据

1. 有慢性劳损或外伤史；或有颈椎先天性畸形、颈椎退行性病变。

2. 多发于40岁以上中年人，长期低头工作者，或习惯于长时间看电视者，往往呈慢性发病。

3. 颈、肩背疼痛，头痛头晕，颈部板硬，上肢麻木。

4. 颈部活动功能受限，病变颈椎棘突、患侧肩胛骨内上角常有压痛，可摸到条索状硬结，可有上肢肌力减弱和肌肉萎缩，臂丛牵拉试验阳性，颈椎挤压试验阳性。

5. X线正位摄片显示，钩椎关节增生，张口位可有齿状突偏歪，侧位摄片显示颈椎曲度变直，椎间隙变窄，有骨质增生或韧带钙化，斜位摄片可见椎间孔变小。CT及MRI检查对定性、定位诊断有意义。

四、鉴别诊断

1. 颈肋和前斜角肌综合征：患者年龄较轻，主要表现为臂丛下干受压的症状，如上肢内侧麻木，小鱼际肌和骨间肌萎缩，因锁骨下动脉常同时受压，故患肢苍白发凉，桡动脉搏动减弱或消失，Adson 试验（头转向患侧深吸气后暂时憋气桡动脉搏动减弱或消失）阳性，颈部摄片可证实颈肋。

2. 腕管综合征：患者桡侧 3 个半手指麻木或刺痛，夜间加剧，寐而痛醒，温度高时疼痛加重，活动或甩手后可减轻；寒冷季节患指发凉、发绀，手指活动不灵敏，拇指外展肌力差；病情严重者患侧大小鱼际肌肉萎缩，甚至出现患指溃疡等神经营养障碍症状。

3. 慢性劳损性疾病：如肩周炎、颈肩部肌筋膜炎等，此类疾病有颈及肩臂部疼痛，有明显的压痛点，经对症治疗或推拿按摩后，症状减轻或消失。无明显的神经根症状。

4. 梅尼埃病：本病多为急性发作，持续时间较长，主要症状为发作性眩晕、恶心、呕吐、耳鸣耳聋等耳部症状，但无明显的颈部体征和神经根症状，经对症治疗几天后可完全恢复。

5. 颈椎管内占位性病变：椎管内的各种占位性病变均与颈椎病脊髓型有相似之处，但症状呈进行性加重。压颈试验呈半堵塞或堵塞现象。脑脊液内蛋白明显增高。脊髓造影有倒杯状阴影。CT 片或 MRI 片可清楚地看到肿物和脊髓受压情况。

6. 脊髓空洞症：男性多见，好发于颈膨大部位，临床表现为节段型感觉“上衣型”分离，触觉与痛觉分离，温度觉减弱，肌营养不良性萎缩。晚期可有挛缩或瘫痪。

五、中医治疗

1. 辨证论治

(1) 风寒湿型

【证候】颈、肩、上肢窜痛麻木，以痛为主，头有沉重感，颈部僵硬，活动不利，恶寒畏风。舌淡红，舌苔薄白，脉弦紧。

【治法】祛风化湿，温经通络。

【代表方】羌活胜湿汤加减。

(2) 气滞血瘀型

【证候】颈肩部、上肢刺痛，痛处固定，伴有肢体麻木。舌暗，脉弦。

【治法】活血通络。

【代表方】黄芪桂枝五物汤加减。

(3) 痰湿阻络型

【证候】头晕目眩，头重如裹，四肢麻木不仁，纳呆。舌暗红，舌苔厚腻，脉弦滑。

【治法】化痰利湿,通络止痛。

【代表方】半夏白术天麻汤加减。

(4) 肝肾不足型

【证候】眩晕头痛,耳鸣耳聋,失眠多梦,肢体麻木,面红耳赤。舌红、少津,脉弦。

【治法】滋养肝肾。

【代表方】左归丸或右归丸加减。

(5) 气血亏虚型

【证候】头晕目眩,面色苍白,心悸气短,四肢麻木,倦怠乏力。舌淡、少苔,脉细弱。

【治法】补气养血活血。

【代表方】补阳还五汤加减。

2. 其他疗法: 可以选用手法、电针、磁疗、熏蒸、牵引等缓解肌肉痉挛。

(1) 手法治疗:常用手法有按法、指揉法、拿法、弹拨法,可辅以针灸治疗。

(2) 针灸治疗:根据临床表现特点,以局部取穴为主,配以肢体远端穴位。

六、西医治疗

1. 药物治疗: 口服消炎镇痛药,如塞来昔布、双氯芬酸钠等;及甲钴胺等神经营养剂。

2. 牵引治疗: 用颌颈带进行牵引,重量为 2～

4 kg，每次牵引 20～30 min，每日 1～2 次。

3. 固定方法：颈椎病急性发作期，症状严重时，可用颈托或石膏领围固定 1～2 周。

4. 手术治疗：髓核摘除术、颈椎板减压加内固定术等手术。

七、预防与调护

1. 保持良好的心态，用科学的手段防治疾病，配合医生治疗，减少复发。

2. 加强颈肩部肌肉的锻炼，在工作空闲时，做头及双上肢的前屈、后伸及旋转运动，既可缓解疲劳，又能使肌肉发达，韧度增强，从而有利于颈段脊柱的稳定性，增强颈肩顺应颈部突然变化的能力。

3. 纠正不良姿势和习惯，避免高枕睡眠，不要偏头耸肩，谈话、看书时要正面注视。要保持脊柱的正直。

4. 注意颈肩部保暖，避免头颈负重物，避免过度疲劳，坐车时不要打瞌睡。

5. 劳动或走路时要避免挫伤、跌倒，乘车时要避免急刹车导致的头颈受伤。

腰椎间盘突出症

腰椎间盘突出症是因腰椎纤维环破裂，髓核突出压迫腰骶神经所产生的症候群。最常见的症状是腰腿痛,好发于20～40岁青壮年,男性多于女性。下腰部椎间盘为本病的好发部位。属中医学中“腰痛”或“腰腿痛”“痹证”范畴。

一、病因病机

中医认为,气血、经络与脏腑功能的失调和腰痛的发生有密切的关系。引发本病的原因,一是外伤;二是劳损;三是肾气不足,精气衰微,筋脉失养;四为风、寒、湿、热之邪流注经络,致使经络困阻,气滞血瘀,不通则痛。本病好发于青壮年,辨证以实证多见;对于老年患者,多因慢性劳损而致,或因肝肾亏虚,卫外失司,风寒湿等邪侵入人体,流注经络阻碍气血的运行而发病。

腰椎间盘突出症临床表现为腰痛或腰痛伴有一侧或双侧放射痛,或单纯的下肢疼痛。中医认为,疼痛的部位及特点多与感受外邪的性质有关,感受风邪者,由于风性善行数变,故多表现为腰部及下肢的串痛、麻痹,部位游走不定;感受湿邪者,由于湿性黏滞、重浊,故多侵袭人体的下部,表现为下肢的疼痛僵硬,活动不利,病情易于反复,缠绵难愈;感受寒邪者,由于寒性收引凝滞,故表现为腰部疼痛较为突出,且疼痛部位相对固定,同时伴有腰部活动拘急不利等。

二、诊断依据

1. 有腰部外伤史、慢性劳损或受寒湿史。大部分患者在发病前有慢性腰痛史。

2. 常发生于青壮年。

3. 腰痛向臀部及下肢放射，腹压增加（如咳嗽、喷嚏）时加重。

4. 脊柱侧弯，腰椎生理弧度消失，病变部位椎旁有压痛，并向下肢放射，腰活动受限。

5. 下肢受累神经支配区有感觉过敏或迟钝，病程长者可出现肌肉萎缩。直腿抬高或加强试验阳性，膝、跟腱反射减弱或消失，踇趾背伸力减弱。

6. X线摄片检查：脊柱侧弯，腰椎生理弧度消失，病变椎间盘可能变窄，相邻边缘有骨赘增生。CT检查可显示椎间盘突出的部位及程度。

三、鉴别诊断

1. 腰椎管狭窄症：间歇性跛行是最突出的症状，患者自诉步行一段距离后，下肢酸困、麻木、无力，必须蹲下休息后方能继续行走。骑自行车可无症状。患者主诉多而体征少，也是重要特点。少数患者有根性神经损伤的表现。严重的中央型狭窄可出现大小便失禁，脊髓碘油造影和CT扫描等特殊检查可进一步确诊。

2. 腰椎结核：早期局限性腰椎结核可刺激邻近的神经根，造成腰痛及下肢放射痛。腰椎结核有结核病的全身反应，腰痛较剧，X线片可见椎体或椎弓根的破坏。CT扫描对X线片不能显示的椎体早期局限性结核病灶有独特作用。

3. 椎体转移瘤：疼痛加剧，夜间加重，患者体质衰弱，可查到原发肿瘤。X线平片可见椎体溶骨性破坏。

4. 脊膜瘤及马尾神经瘤：为慢性进行性疾患，无间歇好转或自愈现象，常有大小便失禁。脑脊液蛋白增高，奎氏试验显示梗阻。脊髓造影检查可明确诊断。

5. 腰椎小关节紊乱：相邻椎体的上下关节突构成腰椎小关节，为滑膜关节，有神经分布。当小关节上、下关节突的关系不正常时，急性期可因滑膜嵌顿产生疼痛，慢性病例可产生后关节创伤性关节炎，出现腰痛。此种疼痛多发生于棘突旁1.5 cm处，可有向同侧臀部或大腿后的放射痛，易与腰椎间盘突出症相混。该病的放射痛一般不超过膝关节，且不伴有感觉、肌力减退及反射消失等神经根受损之体征。对鉴别困难的病例，可在病变的关节突附近局部封闭，如症状消失，可排除腰椎间盘突出症。

6. 腰椎滑脱症：坐骨神经痛多为双侧，晚期常有马鞍区麻木，下肢无力，腰椎前突增加，腰椎正斜位片可见椎弓崩裂或腰椎滑脱影像。

7. 梨状肌损伤综合征：梨状肌多因下肢外展、外旋或内旋等猛烈动作所致。其症状与椎间盘突出症很类似，但患者无腰痛及脊柱体征，在梨状肌局部有明显压痛及放射痛，直腿抬高在60°角以后疼痛减轻，局部封闭疼痛消失。

四、中医治疗

1. 辨证论治

（1）血瘀证

【证候】腰腿痛如刺，痛有定处，日轻夜重，腰部板硬，俯仰旋转受限，痛处拒按。舌紫暗，或有瘀斑，脉弦紧或涩。

【治法】活血止痛。

【代表方】舒筋活血汤加减。

（2）寒湿证

【证候】腰痛冷痛重着，转侧不利，静卧痛不减，受寒及阴雨加重，肢体发凉。舌淡，舌苔白或腻，脉沉紧或濡缓。

【治法】散寒化湿。

【代表方】麻桂温经汤或蠲痹汤加减。

（3）湿热证

【证候】腰部疼痛，腿软无力，痛处伴有热感，遇热或雨天痛增，恶寒，口渴，小便短赤。舌苔黄腻，脉濡数或弦数。

【治法】清热化湿，通络止痛。

【代表方】三妙丸加减。

(4) 肝肾亏虚证

【证候】腰腿痛，腿膝乏力，劳累更甚，卧则减轻。偏阳虚者面色㿠白，手足不温，少气懒言，腰腿发凉，或有阳痿、早泄，妇女带下清稀，舌质淡，脉沉细；偏阴虚者，咽干口渴，面色潮红，倦怠乏力，心烦失眠，多梦或有遗精，舌红，少苔，脉弦细数。

【治法】补益肝肾。

【代表方】左归丸或右归丸加减。

2. 其他疗法：可以选用手法、电针、牵引、熏蒸、磁疗等缓解肌肉痉挛。

(1) 手法治疗：常用手法有㨰法、指揉法、拿法、弹拨法，可辅以针灸治疗。

(2) 针灸治疗：根据临床表现特点，以局部取穴为主，配以肢体远端穴位。

五、西医治疗

1. 药物治疗：口服消炎镇痛药，塞来昔布、双氯芬酸钠等；20%甘露醇加少量糖皮质激素静脉滴注，每日 2 次，连用 3 日；每日予弥可保等神经营养剂治疗。

2. 腰椎牵引：此法适用于突出物在神经根外侧者，每日 2 次，总重量不超过 20 kg，每次 30 min。对老年人特别是有心肺疾病的患者应特别慎用腰椎牵引。

3. 手术治疗：髓核摘除术、腰椎内固定术等手术。

六、预防与调护

应避免长时间过度弯腰工作，同时增强腰背肌的功能锻炼，如行仰卧五点、三点或拱桥式练习，亦可采用俯卧位的飞燕式锻炼。注意纠正不良体位，劳逸结合，加强锻炼，保护腰部、减少外伤，改善工作居住环境，消除不利因素刺激，腰部外伤后要及时整治。

急性腰扭伤

急性腰扭伤，俗称闪腰，为腰部软组织包括肌肉、韧带、筋膜、关节突关节的急性扭伤。急性腰扭伤是临床上常见病，易发生于下腰部，以青壮年和体力劳动者多见。本病多见于男性患者。急性扭伤后可立刻出现剧烈疼痛，腰部肌肉刺激性紧张，腰部活动功能受限。受损肌肉、韧带、关节可单独发生，亦可合并损伤。但不同部位和组织损伤，其临床表现不尽相同。主要因肢体超限度负重，姿势不正确，动作不协调，突然失足，猛烈提物，活动时没有准备，活动范围过大等。一旦出现腰扭伤，患者立即腰部僵直，弯曲与旋转陷入困境，疼痛剧烈且波及范围大，肌肉痉挛，咳嗽或打喷嚏会使疼痛有加，难以行走，有的患者尚需家属搀扶，或抬至附近医院急诊治疗。

一、病因病机

急性腰扭伤为一种常见病，多由姿势不正，用力过猛，超限活动及外力碰撞等，引起软组织受损所致。本病发生突然，有明显的腰部扭伤史，严重者在受伤当时腰部有撕裂感和响声。伤后立即出现腰部疼痛，呈持续性剧痛，次日可因局部出血肿胀、腰痛更为严重；也有的只是轻微扭转一下腰部，当时并无明显痛感，但休息后次日感到腰部疼痛。腰部活动受限不能挺直，俯、仰、扭转感困难，咳嗽、喷嚏、大小便时可使疼痛加剧。站立时往往用手扶住腰部，坐位时用双手撑于椅子，以减轻疼痛。腰肌扭伤后一侧或两侧当即发生疼痛；有时可以受伤后半天或隔夜才出现疼痛、腰部活动受阻，静止时疼痛稍轻、活动或咳嗽时疼痛较甚。检查时局部肌肉紧张、压痛及牵引痛明显，但无瘀血现象(外力撞击者例外)。

二、诊断依据

1. 有腰部扭伤史,多见于青壮年。

2. 腰部一侧或两侧剧烈疼痛,活动受限,不能翻身、坐立和行走,常保持一定强迫姿势,以减少疼痛。

3. 腰肌和臀肌痉挛,或可触及条索状硬块,损伤部位有明显压痛点,脊柱生理弧度改变。

4. X线检查可见脊柱变直或有保护性侧凸。

三、鉴别诊断

腰椎间盘突出症:有腰痛和放射性腿痛,大便、咳嗽时可加剧,休息时减轻。直腿抬高试验阳性,伴下肢神经系统症状。X线检查示脊柱侧凸,腰椎前突消失,椎间隙变窄,左右不对称。CT检查有助诊断。

四、中医治疗

1. 辨证论治

(1) 气滞血瘀证

【证候】闪挫及强力负重后,腰部剧烈疼痛,腰肌痉挛,腰部不能挺直,俯仰屈伸转侧困难。舌暗红或有斑点，苔薄，脉弦紧。

【治法】活血化瘀，行气止痛。

【代表方】活血止痛汤加减。

（2）湿热内蕴

【证候】劳动时姿势不当或扭闪后腰部板滞疼痛，有灼热感，可伴腹部疼痛，大便秘结，尿黄赤。舌苔黄腻，脉濡数。

【治法】清热化湿。

【代表方】三妙丸合桃红四物汤加减。

2. 其他疗法：可以选用手法、电针、磁疗、熏蒸等缓解肌肉痉挛。

（1）手法治疗：常用手法有㨰法、指揉法、拿法、弹拨法，可辅以针灸治疗。

（2）针灸治疗：根据临床表现特点，以局部取穴为主，配以肢体远端穴位。

五、西医治疗

1. 局部痛点封闭。

2. 疼痛严重者可服用非甾体类消炎止痛药或肌注哌替啶（杜冷丁）等药物。

3. 局部还可贴伤湿止痛膏、奇正贴膏、701跌打镇痛膏或外敷正红花油、风湿油或者涂擦腰扭伤液等。

六、预防与调护

1. 损伤早期不宜强行锻炼，应卧硬板床休息，防止进一步损伤，并有利于组织修复。疼痛缓解后宜做背伸锻炼。后期宜加强腰部的各种功能练习，以防止粘连，并增强肌力。

2. 掌握正确的劳动姿势，如扛、抬重物时要尽量让胸、腰部挺直，髋膝部屈曲，起身应以下肢用力为主，站稳后再迈步，搬、提重物时，应取半蹲位，使物体尽量贴近身体。

3. 加强劳动保护，在做扛、抬、搬、提等重体力劳动时，应使用护腰带，以协助稳定腰部脊柱，增强腹压，增强肌肉工作效能。若在寒冷潮湿环境中工作后，应洗热水澡以祛除寒湿，消除疲劳。尽量避免弯腰性强迫姿势工作时间过长。

肩关节周围炎

肩关节周围炎（简称肩周炎）。好发于 50 岁左右的女性，有自愈倾向。由于 50 岁左右的人易患此病，所以本病又称为五十肩。肩周炎中医学称之为“漏肩风”“冻结肩”“五十肩”等，是以肩关节疼痛为主，先呈阵发性酸痛，继之发生运动障碍的一种常见病、多发病。患有肩周炎的患者,自觉有冷气进入肩部,也有患者感觉有凉气从肩关节内部向外冒出,故又称漏肩风。是肩关节周围肌肉、韧带、肌腱、滑囊、关节囊等软组织损伤、退变而引起的关节囊和关节周围软组织的一种慢性无菌性炎症。它的临床表现为起病缓慢,病程较长,其病变特点是广泛,即疼痛广泛、功能受限广泛、压痛广泛。病程一般在1年以内,较长者可达到1～2年。

一、病因病机

(1) 肩部原因:① 本病大多发生在40岁以上中老年人,软组织退行病变,对各种外力的承受能力减弱是基本因素。② 长期过度活动,姿势不良等所产生的慢性致伤力是主要的激发因素。③ 上肢外伤后肩部固定过久,肩周组织继发萎缩、粘连。④ 肩部急性挫伤、牵拉伤后因治疗不当等。

(2) 肩外因素:肩周炎按形成原因分为原发性和继发性两种。肩关节是人体全身各关节中活动范围最大的关节。其关节囊较松弛,关节的稳定性大部分靠关节周围的肌肉、肌腱和韧带的力量来维持。由于肌腱本身的血液供应较差,而且随着年龄的增长而发生退行性改变,加之肩关节在生活中活动比较频繁,周围软组织经常受到来自各方面的磨擦挤压,故易发生慢性劳损并逐渐形成原发性肩周炎。

中医认为，肩周炎的形成有内、外两个因素。内因是年老体弱、肝肾不足、气血亏虚；外因是风寒湿邪，外伤及慢性劳损。另外，肩部的骨折、脱位，臂部或前臂的骨折，因固定时间太长或在固定期间不注意肩关节的功能锻炼，亦可诱发关节炎。

二、诊断依据

1. 慢性劳损，外伤筋骨，气血不足，复感受风寒湿邪所致。

2. 好发年龄在50岁左右，女性发病率高于男性，右肩多于左肩，多见于体力劳动者，多为慢性发病。

3. 肩周疼痛，以夜间为甚，常因天气变化及劳累而诱发，肩关节活动功能障碍。

4. 肩部肌肉萎缩，肩前、后、外侧均有压痛，外展功能受限明显，出现典型的“扛肩”现象。

5. X线摄片多为阴性，病程久者可见骨质疏松。

三、鉴别诊断

1. 颈椎病：为颈神经根、颈髓、交感神经、椎动脉受刺激或压迫引起。肩周炎是肩肱关节囊及其周围韧带，肌腱和滑囊的退变引起的慢性非特异性炎症。主要鉴别点为：颈椎病的病变在颈椎；肩周炎在肩肱关节内外的软组织。

2. 冠心病：是由于冠状动脉病变引起的心脏病。肩周炎是肩肱关节囊及周围软织退变引起的疾病。其鉴别点如下：冠心病肌肉的疼痛与压痛在左侧胸部，位于胸骨上段或中段之后，常放射至肩、上肢、颈或背部，左肩及左上肢尤为多见；肩周炎疼痛多在肩关节周围，向患侧的前臂或手放射。冠心病多为突然发病，常在劳动，兴奋，受寒或饱食后发生；肩周炎多缓慢发病，一般认为在肩关节退行性变的基础上，感受风寒，轻微外伤，长期固定或过度劳损等诱因而产生。冠心病疼痛性质多为压榨性或窒息性，每次发作时间为 3～5 min，最长 15 min，休息或给予亚硝酸盐制剂后疼痛消失；肩周炎疼痛多为钝痛或刀割样，疼痛常为持续性，夜间较重，影响睡眠，休息或服用上述药物疼痛不消失。冠心病发作时，心电图可见 ST 段压低及 T 波的减低；肩周炎发作心电图无此变化。

3. 胸廓出口综合征：常由颈肋、第 7 颈椎横突过长，第 1 肋骨畸形，前斜角异常等原因引起胸廓上口区域臂丛神经，锁骨下动静脉压迫所致，多见于 30 岁以上的女性，患侧颈肩背痛可由肩胛后部向尺侧放射，有的则为发麻，沉重感。常因手或上肢持续性活动而加重，严重者可出现指力减弱，精细动作不灵活，感觉减退或过敏以尺神经分布为主，晚期患者可见大小鱼际肌、骨间肌萎缩，锁骨下动静脉受压可引起肢体发凉怕冷，软弱乏力，手上举时苍白，水肿等症状。斜角肌试验阳性，肋锁试验、运动试验、超外展试验可能阳性。X 线片常可发现颈肋、第 7 颈椎横突过长、第 1 肋骨畸形等胸廓出口畸形。肩周炎为肩关节囊及其周围软组织的慢性非特异炎症，多见于老年人，疼痛多在肩肱关节及其周围的软组织，活动肩关节使疼痛加重，疼痛向患肢放射与神经分布不一致，晚期肩关节可出现不同程度的僵直，无肌力减弱和感觉减退，大小鱼际及骨间肌萎缩，无锁骨下动静脉受压力的症状体征。斜角肌运动试验等多为阴性，X 线片胸廓上口各种骨畸形改变，但可有肩峰、肱骨大结节骨质疏松，冈上肌腱钙化或肱骨大结节处有密度增高阴影。

4. 肩胛上神经卡压综合征：其病变部位在肩胛切迹骨-韧带管内；而肩周炎则在肩肱关节及其周围的软组织。肩胛上神经卡压综合征的肩痛来自肩胛上神经受卡压，疼痛为间隙性；肩周炎疼痛来自肩部痉挛的肌肉，疼痛呈持续性。肩胛神经卡压综合征的肩部外展外旋力量减弱，患侧的冈上、下肌有明显的萎缩，局部无压痛；肩周炎肩部各个方面活动明显受限，无肌力减弱，肌肉萎缩多见于三角肌，肩关节周围有广泛的压痛。肩周炎 X 线平片可见肩峰及肱骨大结节有骨质疏松，肩关节造影显示关节囊缩小；肩胛上神经卡压综合征，肩胛骨切迹斜位片可见到变异和畸形，关节造影无关节囊变小改变。肩胛上神经卡压综合征的肌电图检查可见冈上肌改变；肩周炎肌电图检查无改变。

四、中医治疗

1. 辨证论治

（1）风寒湿证

【证候】肩部窜痛，遇风寒痛增，得温痛缓，畏风恶寒，或肩部有沉重感。舌淡，舌苔薄白或腻，脉弦滑或弦紧。

【治法】祛风散寒，温通经络。

【代表方】羌活胜湿汤加减。

（2）瘀滞证

【证候】肩部肿胀，疼痛拒按，以夜间为甚。舌暗或有瘀斑，舌苔白或薄黄，脉弦或细涩。

【治法】活血祛瘀，舒筋通络。

【代表方】舒筋活血汤加减。

（3）气血虚证

【证候】肩部酸痛，劳累后疼痛加剧，伴头晕目眩，气短懒言，心悸失眠，四肢乏力。舌淡，少苔或白，脉细弱或沉。

【治法】补益气血，益补肝肾。

【代表方】独活寄生汤加减。

2. 其他疗法：可以选用手法、电针、磁疗、熏蒸等缓解肌肉痉挛。

(1) 手法治疗：常用手法有按法、指揉法、拿法、弹拨法，可辅以针灸治疗。

(2) 针灸治疗：根据临床表现特点，以局部取穴为主。

五、西医治疗

1. 局部封闭疗法：将药物注射入肱二头肌腱鞘内，有时选用1%利多卡因3～5 ml作交感神经阻滞，以减轻肩部疼痛和肌痉挛。

2. 手术治疗：用于长期保守治疗无效者，适应证应严格掌握，注意除外其他颈肩部疾患。术式可根据患者实际情况选择肱二头肌腱移位术和喙肱韧带切断术。

六、预防与调护

早期患者的肩关节活动减少主要由于疼痛和肌痉挛引起，此时可加强患肢的外展、上举、旋内、旋外等功能活动；僵硬期患者可在早晚反复作旋内、旋外、外展、环转等动作。锻炼必须循序渐进，持之以恒。①弯腰：转肩患者弯腰垂臂，甩动患臂，以肩为中心，做由里向外，或由外向里的画圈运动，用臂的甩动带动肩关节活动。② 后伸下蹲：患者背向站于桌前，双手后扶于桌边，反复做下蹲动作，以加强肩关节的后伸活动。③ 爬墙：患者面向墙壁站立，双手上抬，扶于墙上，努力向上爬，要努力比前一天爬得更高一些。

股骨头缺血性坏死

股骨头缺血性坏死（AVN）是由于股骨头的血循环因内在或外在的因素遭受障碍，使骨小梁发生萎缩、消失，股骨头变形。其发病率呈明显上升趋势，已成为骨伤科常见病之一。由于股骨头塌陷变形后，常引起髋关节严重致残。骨折后是否发生股骨头坏死主要取决于血管损伤程度，尤其是后上支持带动脉，对股骨头血供至关重要。若骨折移位较多，该动脉损伤概率显著增加。影响骨折愈合的因素同样影响AVN，如头下型、移位明显的骨折，过度外翻复位，延迟手术，以及股骨头内占据空间较多的内固定物，均可增加 AVN 发生率。

一、病因病机

1. 外伤所致：由外力作用于髋关节局部，轻者皮肉受损，严重者出现骨断筋伤，使经络、筋脉受损气滞血瘀，气血不能蓄养筋骨而出现髀枢痹、骨萎。

2. 六淫侵袭：六淫中以风寒、湿邪最易侵袭人体、风寒邪侵袭人体经络、气血不通，出现气滞血瘀，筋骨失于温煦，筋脉挛缩，屈伸不利，久之出现股骨头坏死。

3. 邪毒外袭：外来邪毒侵袭人体，如应用大量激素，辐射病减压病等，经络受阻，气血运行紊乱，不能正常濡养筋骨，出现骨萎、骨痹。

4. 先天不足：先天之本在于肾，肾主骨生髓，先天不足，肝肾亏损，股骨头骨骺发育不良或髋臼发育不良，髋关节先天脱位，均可导致股骨头坏死。

5. 七情所伤：七情为喜怒忧思悲恐惊，七情太过，情志郁结，脏腑功能失调，导致气机失降，出入失调，久之肝肾亏损，不利筋骨，使筋弛骨软。

二、诊断依据

1. 有明显的髋部外伤史。

2. 无髋部外伤史但长期服用激素，过量饮酒等。

3. 髋部疼痛，以内收肌起点处为主，疼痛可呈持续性或间歇性，可向下放射痛至膝关节。

4. 行走困难，呈跛行，进行性加重。

5. 髋关节功能障碍，以内旋外展受限为主，被动活动髋关节可有周围组织痛性痉挛。

6. X线摄片检查可见股骨头密度改变及中后期的股骨头塌陷。

三、鉴别诊断

1. 髋关节结核：患者多为儿童和青壮年，该病有较明显的全身症状，如消瘦、低热、盗汗、血沉加快等。起病缓慢，最初症状是髋部疼痛，休息可减轻。由于膝关节由闭孔神经后支支配，儿童神经系统发育不成熟，由闭孔神经前支支配的髋部疼痛时，患儿常诉说膝部疼痛。成年时发病的髋关节结核，髋关节疼痛十分剧烈，髋关节活动系多方向明显受限。Thomas征阳性，X线片显示骨质破坏和关节间隙变窄；而Perthes病的全身症状不明显，血沉正常，活动受限甚微。

2. 暂时性滑膜炎：好发于3～9岁儿童，属原因不明的非细菌性炎症，关节液渗出增多可使髋关节内压力增高。该类病孩在发病后两年内可有2%～10%发展成为Perthes病。所以应严密观察随访，3～6个月中必要时行X线摄片重复检查，直至排除Perthes病。近来有人采用B超检查发现一过性滑膜炎患病儿童，以关节积液为主，该类患病儿童绝大多数4周内积液将减少或消失，若超过6周仍不消失，则Perthes病早期极有可能；另外Perthes病早期B超检查可以发现以滑膜水肿增厚为主，亦伴有不规则头骺软骨与臼软骨增厚，二者通过B超检查可以早期作出鉴别。

3. 髋关节骨关节病：原发性多发于50岁以上肥胖者。常为多关节受损，发展缓慢。早期症状轻，多在活动时发生疼痛，休息后好转。严重时休息亦痛，与骨内压增高有关。髋部疼痛因受寒冷、潮湿影响而加重，常伴有跛行，常伴有晨僵，严重者可有髋关节屈曲、外旋和内收畸形，髋关节前方及内收肌处有压痛，Thomas征阳性。除全身性、原发性骨关节炎及附加创伤性滑膜炎以外，血沉在大多数病例中正常。X线表现为关节间隙狭窄，股骨头变扁、肥大，股骨颈变粗、变短，头颈交界处有骨赘形成，而使股骨头呈蕈状。髋臼顶部可见骨密度增高，外上缘亦有骨赘形成。股骨头及髋臼可见大小不等的囊性变，囊性变周围有骨质硬化现象，严重者可有股骨头外上方脱位，有时可发现关节内游离体，但组织病理学显示股骨头并无缺血，无广泛的骨髓坏死。

4. 类风湿关节炎：常累及近端指间关节、掌指关节及腕关节，很少累及远端指间关节。为对称性多关节炎，明显晨僵，常有发热、贫血等全身症状，类风湿因子阳性，血沉增快。X线示骨质疏松，关节间隙变窄，关节半脱位、强直等。

5. 化脓性关节炎：关节红肿热痛、活动痛，压痛，寒战发热,X 线检查早期无任何改变,破坏关节软骨时,关节间隙变窄,进一步发展,可见关节软骨下侵蚀及破坏,可见到骨膜反应及骨髓炎的 X 线表现。血沉增快,白细胞计数增多。

四、中医治疗

1. 辨证论治

(1) 气滞血瘀证

【证候】髋部疼痛,夜间痛剧,刺痛不移,关节屈伸不利。舌暗或有瘀点,脉弦或沉涩。

【治法】行气活血,通络止痛。

【代表方】圣愈汤加减。

(2) 风寒湿痹证

【证候】髋部疼痛,疼痛遇天气转变加剧,关节屈伸不利,伴麻木,喜热畏寒。舌苔薄白,脉弦滑。

【治法】祛风化湿。

【代表方】宣痹汤加减。

(3) 痰湿证

【证候】髋部沉重疼痛,痛处不移,关节漫肿,屈伸不利,肌肤麻木,形体肥胖。舌苔腻,脉滑或濡缓。

【治法】温阳通络,散寒化痰。

【代表方】防风通圣汤合二陈汤加减。

(4) 气血虚弱证

【证候】髋疼痛，喜揉喜按，筋脉拘急，关节不利，肌肉萎缩，伴心悸气短，乏力，面色不华。舌淡，脉弱。

【治法】益气养血。

【代表方】十全大补汤加减。

（5）肝肾不足证

【证候】髋痛隐隐，绵绵不休，关节强硬，伴心烦失眠，口渴咽干，面色潮红。舌红，脉细数。

【治法】益肝肾，强筋骨。

【代表方】补肾壮筋汤加减。

2. 其他疗法：可以选用手法、电针、磁疗、熏蒸、牵引等缓解肌肉痉挛。

（1）手法治疗：常用手法有㨰法、指揉法、拿法、弹拨法，可辅以针灸治疗。

（2）针灸治疗：根据临床表现特点，以局部取穴为主。

五、西医治疗

1. 非手术疗法：病变早期，可采用非手术疗法。停用激素、戒烟酒，4～6个月内避免负重，以后亦应避免激烈活动和持重。理疗、中药治疗等有助于缓解症状。

2. 手术疗法：在股骨头塌陷前的早期患者可考虑股骨头钻孔减压和血管蒂或肌蒂骨瓣移植，但效果均待肯定。对于有部分关节面坏死塌陷的病例，可选择截骨术；对整个股骨头坏死塌陷者可采用髋关节融合术或髋关节置换术。疼痛明显，不能耐受较大手术者，可以选择闭孔神经切断术，以解除症状。症状明显的年轻患者可以行髋关节融合术。

六、预防与调护

1. 严格避免患肢负重：单侧者可扶拐、带坐骨支架、用助行器行走；双侧同时受累者，应卧床休息或坐轮椅；如髋部疼痛者，卧床同时行下肢牵引常可缓解症状。这种治疗可配合理疗，但持续时间较长，一般需6～24个月或更长时间。

2. 治疗中应定期拍摄X线片检查，至病变完全愈合后才能持重。

3. 积极进行股四头肌功能锻炼，以避免肌肉萎缩。

4. 去除致病因素，如停止激素治疗、饮酒或放疗等。

骨关节炎

骨关节炎（OA）是一种常见于中老年的慢性退行性关节炎。其基本病变是进行性关节软骨消失和关节边缘及软骨下骨质退行性改变，伴有较轻的炎症反应，称增生性、肥大性或退行性关节炎。根据病因可分为原发性和继发性两种，继发性因素包括机械性、失用性、先天性和遗传性等。

一、病因病机

肝藏血，血养筋，故肝之合筋也。肾主贮藏精气，骨髓生于精气，故肾之合骨也。诸筋者，皆属于节，筋能约束骨节。由于中年以后肝肾亏损，肝虚则血不养筋，筋不能维持骨节之张弛，关节失滑利，肾虚而髓减，致使筋骨均失所养。过度劳累，日积月累，筋骨受损，营卫失调，气血受阻，经脉凝滞，筋骨失养，致生本病。

二、诊断依据

1. 多发生于老年以后，以负重关节多见，可继发于创伤、畸形、关节不稳等。

2. 多数有典型的静止痛，在休息或清晨感到关节疼痛。

3. 呈慢性进行性病程。

4. 关节疼痛、僵硬、活动受限，常表现为开始活动时明显，活动后减轻，活动过多又加重。严重者出现肿胀、关节积液和畸形，部分出现关节游离体。关节活动时常有粗糙的摩擦感和响声。

5. 实验室及其他检查：X 线片显示，关节边缘有骨赘形成，关节间隙变窄、软骨下骨质有硬化，呈囊性变，到晚期关节表面凹凸不平，骨端变形，部分可见关节内游离体。

三、鉴别诊断

1. 类风湿关节炎：常累及近端指间关节、掌指关节及腕关节，很少累及远端指间关节。为对称性多关节炎，明显晨僵，常有发热、贫血等全身症状，类风湿因子阳性，血沉增快。X 线示骨质疏松，关节间隙变窄，关节半脱位、强直等。

2. 化脓性关节炎：关节红肿热痛、活动痛、压痛，浮髌试验(＋)，寒战发热，X 线检查早期无任何改变，破坏关节软骨时，关节间隙变窄，进一步发展，可见关节软骨下侵蚀及破坏，可见到骨膜反应及骨髓炎 X 线表现。血沉增快，白细胞计数增多。

3. 风湿性关节炎(风湿热)：本病多发于青少年，病前常有发热咽痛；关节痛为游走性，多发性，对称性，多累及四肢大关节，极少出现畸形，可伴有心肌炎。查血抗链球菌溶血素 O 效价增高，血沉增快，白细胞计数增多，血清 C 反应蛋白阳性；水杨酸制剂疗效迅速而显著。

四、中医治疗

1. 辨证论治

(1) 肝肾亏虚证

【证候】骨关节疼痛,腰膝酸软,活动不利。舌质偏红,苔薄或薄白,脉滑或弦。

【治法】滋补肝肾,舒筋止痛。

【代表方】六味地黄汤加减。

(2) 劳伤瘀滞证

【证候】骨关节疼痛,延绵不愈,活动不利。舌质偏红或暗红,苔薄或薄白,脉弦。

【治法】活血祛瘀。

【代表方】桃红四物汤加减。

(3) 阳虚寒凝证

【证候】骨关节疼痛,活动不利,恶风怕冷。舌质偏红,苔白,脉弦紧。

【治法】温补肾阳,通络散寒。

【代表方】金匮肾气丸加减。

(4) 痰瘀交阻证

【证候】骨关节疼痛,骨节肥大或有肿胀,活动受限。舌质偏红或舌胖质淡,苔薄或薄腻,脉滑或弦细。

【治法】化痰通络,舒筋止痛。

【代表方】二陈汤合四物汤加减。

（5）湿热阻滞证

【证候】骨关节疼痛，骨节红肿热痛，活动受限。舌质偏红或舌胖质淡，苔黄或薄黄腻，脉滑或弦。

【治法】清热活血，祛瘀止痛。

【代表方】四妙丸加减。

2. 其他疗法：可以选用手法、电针、牵引、熏蒸等缓解症状。

（1）手法治疗：常用手法有㨰法、指揉法、拿法、弹拨法，可辅以针灸治疗。

（2）针灸治疗：根据临床表现特点，以局部取穴为主，配以肢体远端穴位。

五、西医治疗

1. 一般疗法：一般治疗应结合休息、理疗、减肥和适当运动。

2. 药物治疗：可选对乙酰氨基酚等药物消炎镇痛。另有使用软骨保护剂，如氨基葡萄糖。

3. 黏弹性补充疗法：是向关节腔内注射透明质酸溶液，减轻滑膜炎症、软骨破坏和改善关节功能，阻断局部病变的恶性循环。

4. 手术治疗：关节症状较重的患者，可行关节镜下关节清理术，若发现有导致力学改变的畸形存在，应行截骨矫形或其他矫形术以纠正力线不正，年龄较大而又较重病例可行人工关节置换术。

六、预防与调护

1. 多食含硫的食物，如芦笋、鸡蛋、大蒜、洋葱、洋甘蓝、卷心菜。因为骨骼、软骨和结缔组织的修补与重建都要以硫为原料，同时硫也有助于钙的吸收。

2. 多食含组氨酸的食物，如稻米、小麦和黑麦。组氨酸有利于清除机体过剩的金属。多食用富含胡萝卜素、黄酮类、维生素 C 和维生素 E，以及含硫化合物的食物。

3. 经常吃新鲜的菠萝，可减少患部的感染。

4. 保证每天都吃一些富含维生素的食物，如亚麻籽、稻米麸、燕麦麸等。

5. 禁服铁或含铁的复合维生素。因为铁与疼痛、肿胀和关节损伤有关。少食或不良茄属蔬菜，如西红柿、土豆、茄子、辣椒等并禁烟，因其中的生物碱能使关节炎症状加重。

6. 关节炎患者不要经常使用铁锅烹饪。习惯用铁锅炒菜者，类风湿、风湿性关节炎很容易旧病复发，发病后血清中的铁含量下降。

7. 生活要规律，饮食要适度，大便不宜干结。

8. 幼年时营养合理，终身保持适度合理的运动，但不宜过量运动并防止急慢性损伤，老年人应避免剧烈运动，以散步、太极拳等和缓运动为主。当关节疼痛、僵硬、肿胀时应减量甚至停止运动。同时注意保暖，保持合适体重，对防治该病均有好处。关节病变较重的老年人应扶手杖行走以减轻关节负担。

骨质疏松症

骨质疏松症是以正常矿化骨单位容积(密度)中骨量减少、骨组织显微结构退化为特征，是骨脆性增高及骨折危险性增加的一种全身骨病。临床以腰背疼痛、身长缩短、驼背，甚至骨折为主要表现。骨质疏松的主要表现为：① 骨量减少：包括骨矿物质和其基质等比例的减少。② 骨微结构退变：由于骨组织吸收和形成失衡等原因所致，表现为骨小梁结构破坏、变细和断裂。③ 因骨的脆性增高、骨力学强度下降、骨折危险性增加，对载荷承受力降低而易于发生微细骨折或完全骨折。可悄然发生腰椎压迫性骨折，骨折最常见部位是椎体、髋部和腕部。

骨质疏松症可分为三大类：

第一类为原发性骨质疏松症，它是随着年龄的增长必然发生的一种生理性退行性病变。该型又分2型，Ⅰ型为绝经后骨质疏松，见于绝经不久的妇女。Ⅱ型为老年性骨质疏松，多在65岁后发生。

第二类为继发性骨质疏松症，它是由其他疾病（如肾衰竭，过量甲状腺激素或白血病），或药物（如类固醇）等一些因素所诱发的骨质疏松症。

第三类为特发性骨质疏松症，多见于 8～14 岁的青少年或成人，多半有遗传家庭史，女性多于男性。妇女妊娠及哺乳期所发生的骨质疏松也可列入特发性骨质疏松。

一、病因病机

肾为先天之本，主骨生髓，肾精的盛衰决定骨的生长、发育、强劲、衰弱的过程，肾精充足，则骨髓化生有源，骨骼得以滋养而强健有力，若患者年迈，天癸已竭，或因他病日久，房劳过度，禀赋不足，肾精亏虚无以养骨，骨枯髓减，经脉失荣，气血失和则致腰脊酸痛乏力。脾为后天之本，主四肢百骸，先天之精有赖于后天之脾胃运化水谷精微的不断充养，若饮食失调，饥饱无常，或久病卧床，四肢少动，脾气受损，运化无力，气血乏源无以化精生髓，髓枯骨痿，经脉失和而发本病，甚至可致畸形和骨折。

二、诊断依据

1. 易发人群和易发因素：多发生在绝经后妇女或老年人；易患骨质疏松症的危险因素有：种族、生活习惯、运动减少、吸烟、酗酒、长期摄入咖啡因等。

2. 临床表现：有不明原因的突然发生的局限性或较广泛的背痛；有骨折或骨折史，无明显外伤或仅有轻微外伤史；绝经后身高明显下降或有驼背。

3. 辅助检查：① 骨密度测定：低于正常人峰值骨密度1～2个标准差为骨量减少，低于正常人峰值骨密度2.5个标准差以上者诊断为骨质疏松症。② X线检查：骨密度下降30%以上时有明显改变。X线片上骨质疏松的改变有骨密度减低(一般以L3为判断标准)、骨小梁间隙增宽、横形骨小梁消失，骨结构模糊及椎体双凹变形等。X线检查对骨折有不可替代的诊断价值。脊柱的压缩性骨折常见于T11，T12和L1，L2。③ 骨吸收和骨形成指标测定：特别是尿吡啶啉和脱氧吡啶啉，及抗酒石酸性磷酸酶等有相应的改变。

三、鉴别诊断

1. 骨软化症：主要由于维生素D绝对或相对缺乏导致，血磷过低也可导致骨软化。X线片上见骨密度减低、骨皮质变薄、骨小梁减少、骨结构边缘模糊，尤以骨小梁模糊明显，且有假性骨折线形成，由于骨质变软，受压以后骨变弯，如胸腰内陷呈古钟状，椎体呈双凹畸形和侧弯，股骨向外侧突、弯曲，胫骨向前形成弓形，骨盆两侧髋臼内陷，呈漏斗状或髋内翻。骨疏松症虽然表现为骨密度减低、骨小梁纤细，但骨小梁结构尚清楚。

2. 甲状旁腺亢进症（甲旁亢）： 因甲状旁腺增生或肿瘤所引起，由于甲状旁腺激素增加，破骨细胞活跃，骨吸收增加，钙磷大量从尿中排出。X 线检查表现为全身均匀性的骨密度降低。与骨质疏松不同的是，有骨干部纤维囊肿形成和棕色瘤都表现为囊肿样病变，其长轴与长骨长轴一致；骨膜下皮质吸收，往往表现在手的掌骨、指骨、锁骨、肋骨，指冠的蚕蚀样的骨皮质外面缺损。相对性维生素 D 缺乏可致骨质软化的改变。血生化显示高血钙、低血磷，血清中甲状旁腺激素水平升高。

3. 多发性骨髓瘤： 骨髓瘤常累及成人含红骨髓的骨髓部位，以头颅、脊椎、肋骨、胸骨及股骨、肱骨近端为好发部位。一般单发的肿瘤不易与骨质疏松混淆，骨髓弥漫性增生者，不管症状和骨密度测量都难和骨质疏松区别。骨髓瘤的骨改变最易表现在躯干骨，和骨质疏松的区别要点是找到躯干部骨质破坏的证据，一般松质骨区的或皮质骨的虫蚀状或凿孔状破坏识别不难，应特别注意躯干骨皮质髓腔面的小弧形压迹和小区破坏，这是骨质破坏的早期证据。脊椎骨的多发性骨髓瘤可以致多个椎体呈压缩性骨折，应特别注意有无小区皮质破坏、软组织肿块和脊髓损害的证据。可疑时做骨髓穿刺,尿中出现本-周蛋白也有一定的诊断意义。

4. 恶性肿瘤广泛性骨转移:骨痛酷似骨质疏松,但肿瘤性骨痛夜间尤甚,疼痛难忍,不能入眠,且呈进行性加重;骨质疏松性骨痛一般白天重于晚上,入睡不难,且有时轻时重的特点。一般肿瘤性骨痛骨密度不减低,或纵然减低也往往与骨痛不成比例,即骨痛重而骨密度减低轻。X线摄片往往可以看到骨破坏、骨棉团状结节状硬化、骨膨胀性增大。

四、中医治疗

以辨证论治为主。

1. 肾阳虚损证

【证候】腰脊、膝关节等处冷痛,屈伸不利,形寒肢冷,肢体痿软,头目眩晕,精神倦怠,溲频清长,或小便不利,大便溏薄。舌淡胖苔薄,脉沉细无力。

【治法】温肾壮阳,强筋健骨。

【代表方】右归丸加减。

2. 肾阴亏损证

【证候】腰脊酸痛,缠绵不已,动作迟缓,足痿无力,头目眩晕,耳鸣耳聋,失眠多梦。舌红少津,脉细数。

【治法】滋补肾阴，填精补髓。

【代表方】左归丸加减。

3. 脾虚血少证

【证候】患处疼痛，神疲体倦，四肢乏力，形体羸弱，面色无华，头晕目眩，纳谷不馨，腹胀便溏。舌淡唇白，脉虚细无力。

【治法】健脾益气，调血养血。

【代表方】加味四君子汤合四物汤加减。

4. 气滞血瘀证

【证候】周身骨节疼痛，日轻夜重，身倦乏力，面色晦黯。舌淡暗或有瘀斑、瘀点，脉沉细而涩。

【治法】活血化瘀，理气止痛。

【代表方】身痛逐瘀汤加减。

五、西医治疗

1. 激素补充疗法：雌激素加黄体素，可以预防与治疗骨质疏松症。如果无子宫，则不需要黄体素。

2. 双膦酸盐：① 阿伦膦酸盐（alendronate），抑制破骨细胞的作用，同时具有预防与治疗骨质疏松症的效果。② 唑来膦酸注射液静脉给药给那些不能使用口服药物的患者带来了福音，且每年仅需一次用药。

3. 降钙素（calcitonin）：借着皮下、肌肉注射或鼻孔吸收，对于停经 5 年以上的骨质疏松症妇女有效。

副作用包括食欲减退、脸潮红、皮疹、恶心与头昏。不过，只要停止药物治疗，骨质流失速度会开始加快，因此必须长期治疗。

4. 钙剂和维生素 D：治疗骨质疏松症的基础用药，与其他类药物联合用药效果更好。

5. 外科治疗：经皮椎体成形术（percutaneous vertebroplasty，PVP）和经皮锥体后凸成形术（percutaneous kyphoplasty，PKP）逐渐成为骨质疏松症外科治疗的趋势。

六、预防与调护

1. 控制饮食结构，避免酸性物质摄入过量，加剧酸性体质。大多数的蔬菜水果都属于碱性食物，而大多数的肉类、谷物、糖、酒、鱼虾等类食物都属于酸性食物，健康人每天的酸性食物和碱性食物的摄入比例应遵守 1∶4 的比例。

2. 吸烟会影响骨钙的形成，过量饮酒不利于骨骼的新陈代谢，喝浓咖啡能增加尿钙排泄、影响身体对钙的吸收，摄取过多的盐以及蛋白质过量亦会增加钙流失。日常生活中应该避免上述不良习惯。

3. 运动可促进人体的新陈代谢。进行户外运动以及接受适量的日光照射，都有利于钙的吸收。运动中肌肉收缩、直接作用于骨骼的牵拉，会有助于增加骨密度。因此，适当运动对预防骨质疏松亦是有益处的。

4. 防止缺钙还必须养成良好的生活习惯，如彻夜唱卡拉 OK、打麻将、夜不归宿等生活无规律，都会加重体质酸化。应当养成良好的生活习惯，从而保持弱碱性体质，预防骨质疏松症的发生。

5. 不要食用被污染的食物，如被污染的水、农作物、家禽鱼蛋等，要多吃一些绿色有机食品，以防病从口入。

6. 保持愉快的心情，不要有过大的心理压力，压力过大会导致酸性物质的沉积，影响代谢的正常进行。调节心情和自身减压可以保持弱碱性体质，从而预防骨质疏松的发生。

锁骨骨折*

锁骨骨折是常见的骨折之一。由于锁骨架于胸骨与肩关节之间，为唯一联系肩胛带与躯干的支架，骨干较细且弯曲，位置表浅，故易发生骨折。骨折好发于骨质薄弱又无韧带肌肉附着的中 1/3 或中外 1/3 交界处，多为间接外力引起。成人为横行或短斜行骨折，儿童可为青枝骨折，多无明显移位。

一、病因病机

锁骨位置表浅，易发生骨折。间接暴力造成骨折多见，多为斜形或横行，其部位多见于中段；如跌倒时手或肘部着地，外力自前臂或肘部沿上肢向近心端冲击；肩部着地撞击锁骨外端造成的骨折更多见。直接暴力造成骨折因着力点不同而异，多为粉碎性或横行。

二、诊断依据

1. 有明确的外伤史。

2. 伤处出现疼痛、肿胀、皮下淤斑，有时局部隆起，伤侧肩及上臂拒动；局部压痛，有的可能触及到骨折端，可能触及骨擦感。由伤侧肩向锁骨方向纵向叩击痛阳性。

3. 锁骨 X 线片可显示锁骨骨折及其移位情况。

三、鉴别诊断

1. 肩锁关节脱位：锁骨外端高于肩峰，甚至形成梯状畸形，向下牵拉上肢时，骨外端隆起更明显；向下按压骨外端可回复，松手后又隆起；X 线片显示肩锁关节脱位。

2. 胸锁关节脱位：两侧胸锁关节不对称，可有异常活动，锁骨内端可突出或空虚。

四、中医治疗

1. 辨证论治

(1) 气滞血瘀证

【证候】伤后 2 周以内，症见局部压痛。舌质淡、苔薄白，脉弦。

【治法】活血祛瘀，消肿止痛。

【代表方】活血止痛汤加减。

（2）瘀血凝滞证

【证候】伤后 2～4 周以内，断骨已正，骨折未愈，伤处疼痛拒按加重，功能活动障碍。舌质红或有瘀点，苔白，脉弦。

【治法】和营生新，接骨续筋。

【代表方】续骨活血汤加减。

（3）肝肾不足证

【证候】骨折 4 周以上，症见头晕耳鸣，腰膝酸软，两目干涩，视物模糊，五心烦热，遗精盗汗。舌红，苔薄，脉细数。

【治法】补益肝肾，强壮筋骨。

【代表方】六味地黄丸加减。

2. 其他疗法

（1）手法整复：常用膝顶复位法。患者坐凳上，挺胸抬头。双臂外展，双手叉腰。助手站于患者背后，一足踏在凳缘上，将膝部顶在患者背部两面肩胛骨之间，双手握患者两肩外侧，向背后徐徐拔伸，使患者肩部后伸，以矫正骨折端重叠移位，并使骨折远端向上后接对骨折近端。术者面对患者，以两手拇指、示指、中指分别捏住骨折近远端，用捺正手法矫正侧方移位。

整复过程中应注意：切忌使用粗暴手法；切忌反复手法推按；无需强调解剖对位；对粉碎性骨折严禁反复手法；整复中注意观察患者情况，防止发生意外，尤其是老年体弱患者。

（2）外固定方法："8"字绷带或双圈固定。

固定后应注意：观察有无血管、神经压迫症状，如出现桡动脉搏动减弱、手麻、疼痛加剧，均说明固定过紧，应适当放松至解除症状为止。

五、西医治疗

1. 婴幼儿及儿童锁骨骨折：对于青枝骨折和无移位骨折，只需颈腕吊带保护，限制患肢活动即可，6岁以下的儿童移位的锁骨骨折，一般不需特别复位，可用"8"字绷带固定3周即可。年龄较大儿童一般需加石膏固定，制动4～6周。

2. 成人锁骨骨折：① 手法复位后，颈腕吊带、锁骨固定带或横"8"字石膏固定4～6周。② 手术治疗：常规使用锁骨重建钢板。

六、预防与调护

1. 在用"8"字形绷带固定期间，护理时要注意保持两肩部外展位置，避免其内收，以免发生骨折断端重叠移位而影响愈合。在卧床期间要鼓励患者练习握拳、伸屈肘部和双手叉腰后伸动作。

2. 注意饮食,适当补充钙,慎用辛辣饮食。

孟氏骨折*

本病为尺骨半月切迹以下的上1/3骨折,桡骨头同时伴肱桡关节、尺桡上关节脱位,而肱尺关节无脱位,主要表现为前臂上段肿胀、疼痛、畸形、压痛明显,肘关节功能障碍,不能自动旋转前臂。孟氏骨折多发生于青壮年及小儿,直接或间接暴力皆可引起。1914年意大利外科医生Monteggia最早报道了这种类型骨折,故称孟氏骨折。

一、病因病机

多为间接暴力致伤,根据暴力方向及移位情况临床可分以下几种类型:

1. 伸直型: 比较常见,多发生儿童。肘关节伸直或过伸位跌倒,前臂旋后掌心触地。作用力顺肱骨传向下前方,先造成尺骨斜形骨折,残余暴力转移于桡骨上端,迫使桡骨头冲破,滑出环状韧带,向前外方脱位,骨折断端向掌侧及桡侧成角。成人直接暴力打击造成的骨折多为横断或粉碎型。

2. 屈曲型：多见于成人。肘关节微屈曲，前臂旋前位掌心触地，作用力先造成尺骨较高平面横型或短斜型骨折，桡骨头向后外方脱位，骨折断端向背侧、桡侧成角。

3. 内收型：多发生幼儿。肘关节伸直，前臂旋前位，上肢略内收位向前跌倒，暴力自肘内方推向外方，造成尺骨喙突处横断或纵行劈裂骨折，移位较少，而桡骨头向外侧脱位。凡尺骨上端骨折，X 片上没见到桡骨头脱位者，在治疗时，应按此种骨折处理。因为桡骨头脱位可自行还纳。如忽略对桡骨头固定，可自行发生再移位。

4. 特殊型：桡骨头向前脱位合并尺骨及桡骨上 1/3 或中上 1/3 双骨折，此型约占 5%，多见于成人。多数学者认为，其损伤机理与伸直型骨折相同但又合并了桡骨骨折，可能在桡骨头脱位后桡骨又受到第二次创伤所致。

Bado 分型：Ⅰ型，尺骨中或近 1/3 骨折伴有桡骨头前脱位，其特点是尺骨向前成角；Ⅱ型，尺骨中或近 1/3 骨折（通常向后成角）伴有桡骨头后脱位，常伴桡骨头骨折；Ⅲ型，尺骨骨折紧贴冠状突远侧，伴有桡骨头的侧方脱位；Ⅳ型，尺骨中或近 1/3 骨折，桡骨头前脱位，桡骨近 1/3 骨折在肱二头肌结节下。

二、诊断依据

1. 有明显外伤史。

2. 患肢疼痛，活动受限，局限性压痛。

3. X线片可确定骨折部位及移位情况。

三、鉴别诊断

本病与尺桡骨干双骨折的症状、体征相似，儿童及成人均可见；X线片示尺桡骨干骨折线在任何水平均无桡骨头脱位征。

四、中医治疗

1. 辨证论治

(1) 初期

【证候】局部疼痛明显，瘀青肿胀。舌红，苔薄白，脉弦。

【治法】活血祛瘀，消肿止痛。

【代表方】和营止痛汤加减。

(2) 中期

【证候】肿势虽消，骨尚未连接。舌淡，苔薄，脉细弦。

【治法】接骨续损。

【代表方】生血补髓汤加减。

(3) 后期

【证候】目眩耳鸣,少气懒言,肌肉萎缩,活动不利。舌淡,苔薄,脉细弱。

【治法】养气血,补肝肾,壮筋骨。

【代表方】补肾壮筋汤加减。

2. 手法复位

(1) 伸直型

一法:患者平卧,肩外展70°~90°,肘伸直前臂中立位。一助手握持上臂下段,另一助手握持腕部,两助手行拔伸牵引3~5分钟,矫正重叠移位,术者立于患者外侧,两拇指放在桡骨头外侧和前侧,向尺侧、背侧按捺。同时嘱牵引远端的助手将肘关节徐徐屈曲90°,使桡骨头复位。复位后嘱助手用拇指固定桡骨头。术者紧捏尺骨骨折断端,在助手牵引下来回小幅度旋转前臂,并逐步屈肘至120°~130°,利用已复位的桡骨支撑作用使尺骨对位。若仍有向掌侧、桡侧成角移位,术者可将尺骨远端尺侧、背侧按捺、提拉,使之复位,若仍有残余侧方移位,可用摇晃手法加以矫正。

二法:患者平卧,肩外展70°~90°,肘伸直,前臂中立位。助手握上臂下段,术者一手握肘另一手握腕,进行拔伸牵引。术者一手拇指在肘部前外方将脱位的桡骨头向尺侧、背侧按捺,另一手将肘关节徐徐屈曲90°~100°,使桡骨头复位,然后嘱助手用拇指固定已复位的桡骨头，术者用两手拇指在背侧尺、桡侧间隙，余指在掌侧间隙进行挤捏分骨，继而再按压尺骨骨折远、近端，矫正成角；再用推挤法，矫正侧方移位。

三法：先整复桡骨头，桡骨头复位后，肘屈曲 90°，将肩外展外旋，前臂向头顶之方向，尺骨向上，前臂仍保持中立位。在肩外展外旋时，术者应捏住骨折断端，以免再移位。两助手继续拔伸牵引，在牵引下，将远端向桡侧偏，以使尺骨远端向尺侧翘起，术者捏住尺骨向上提拉复位，同时轻轻摇晃使骨折断端相嵌，并使之复位。

(2) 屈曲型：患者平卧，肩外展 70°～90°，肘半伸屈位，两助手分别握持上下段，进行牵伸牵引。术者两拇指在背侧、桡侧按住桡骨头并向掌侧、尺侧按捺，同时助手将肘关节徐徐伸直，使桡骨头复位。有时还可听到或感觉到桡骨头复位的滑动声。然后术者在尺、桡侧间隙挤捏分骨，并将尺骨骨折远端向掌侧、尺侧按捺，使尺骨复位。

(3) 内收型：患者平卧，肩外展，肘伸直或半伸屈位，前臂旋后。两助手分别握持上臂下段和腕部，进行拔伸牵引。术者站于患肢外侧，拇指放在桡骨头外侧，同时助手在维持牵引下将肘关节外展，向外推按脱出的桡骨头，使之还纳。与此同时，尺侧向桡侧成角畸形亦随之矫正。

(4) 特殊型：先作桡骨头脱位的整复手法。桡骨头复位后，术者用手捏住复位的桡骨头作临时固定，按桡尺骨双骨折处理。应用牵引、分骨、反拆、按捺等手法，使之复位。固定方法：复位后在牵引维持下，先以尺骨骨折平面为中心，在前臂的掌侧与背侧各置一分骨垫，在骨折的掌侧（伸直型）或背侧（屈曲型）置一平垫，在桡骨头的前外侧，（伸直型、特殊型），或后侧（屈曲型）或外侧（内收型）放置葫芦垫，在尺骨内侧的上、下端分别放一平垫，用胶布固定。然后放置夹板固定2～3周。肘屈曲位。

五、西医治疗

1. Monteggia Ⅰ,Ⅱ,Ⅲ型骨折： 可先选择闭合复位、石膏固定，但对于闭合复位不能达到要求时，尺骨即应切开复位内固定。

2. Monteggia Ⅳ型骨折： 应选择早期切开复位，尺桡骨均行内固定。

3. 特殊型骨折： 先复位桡骨头加以固定，然后按桡尺骨双骨折复位固定之。外加石膏或塑料托板将肘关节固定在极度屈曲位，桡骨头不再脱位，桡尺骨骨折也相对稳定。3周后去掉外加的石膏托或塑料托板，局部夹板继续固定至临床愈合。若复位不成功或固定不稳固，应切开复位内固定。

闭合复位，Ⅰ型固定于前臂旋后，屈肘110°位，Ⅱ型固定于前臂旋后，屈肘70°位，直至尺骨愈合后，去除石膏进行功能锻炼；切开复位手术内固定者，术后应用长臂石膏托制动4～6周，Ⅰ，Ⅲ，Ⅳ型骨折固定于前臂旋转中立位，屈肘110°位，Ⅱ型骨折固定于屈肘70°位直至尺骨愈合后，去除石膏进行功能锻炼。若复位失败，则可行手术，切开复位内固定。

六、预防与调护

1. 抬高患肢，促进淋巴和静脉回流，减轻肿胀。夹板固定后，应注意观察患肢血液循环和手指活动情况，及时调整夹板松紧度，保持有效的外固定。

2. 提高患者的认识及和医护人员的合作，指导患者功能锻炼。

肱骨外科颈骨折*

肱骨外科颈位于解剖颈下2～3 cm，即肱骨大结节之下，胸大肌止点之上，也就是肱骨干密质骨与肱骨头松质骨交接处，最易发生骨折故名为外科颈骨折。此种骨折好发于中年和老年人。

一、病因病机

肱骨外科颈骨折可发生于任何年龄，但以中、老年人为多，尤其有骨质疏松者，骨折发生率增高。暴力作用是外科颈骨折的主要原因。由于暴力作用的大小、方向、肢体的位置及患者原来的骨质量等因素，可发生无移位骨折、外展型骨折、内收型骨折和肱骨外科颈骨折合并脱位。

1. 无移位肱骨外科颈骨折： 无移位肱骨外科颈骨折包括裂缝型和无移位嵌入型骨折。直接暴力较小，可产生裂缝骨折；跌倒时，上肢伸直外展，手掌触地，两骨折断端嵌入而无移位产生、无移位嵌入骨折。

2. 外展型骨折： 间接暴力造成骨折。跌倒时上肢外展，手掌触地在外科颈处发生骨折。骨折近端内收，骨折远端外展，外侧骨皮质嵌插于近侧断端内侧，形成向内、向前成角移位，或者两骨折段断端重迭移位。骨折远端移位在骨折近端内侧，形成向前、向内成角畸形。

3. 内收型骨折： 较少见。与外展型骨折相反。跌倒时手或肘着地，上肢内收，骨折近段肱骨头外展，骨折远段肱骨干内收，形成向外成角畸形。

4. 肱骨外科颈骨折合并脱位： 受外展外旋传达

暴力所致，患肢在外展外旋位受的暴力严重，引起外展型嵌插骨折外，若暴力继续作用于肱骨头，可使得肱骨头冲破关节囊向前下方移位而造成肩关节脱位，以盂下脱位多见，此型临床少见，但处理不当常易引起严重的功能障碍。

二、诊断依据

1. 有外伤史。

2. 好发于老年人，亦可见于成年人及儿童。

3. 局部肿胀，上臂内侧可见淤斑、疼痛、压痛、功能障碍，可触及骨擦音和异常活动。

4. X线摄片检查可确定骨折类型及移位情况。

三、鉴别诊断

1. 肩关节前脱位：亦表现为肩部疼痛、压痛、活动受限，典型方肩畸形；但伤肢外展250°～300°位弹性固定，搭肩试验阳性；X线检查可鉴别，有时两者合并存在。

2. 肱骨大结节骨折：肩外侧大结节处压痛，外展活动受限，上臂内侧无淤斑，无环形压痛。

3. 肩部挫伤：系直接暴力所致，局部皮肤有擦伤、淤斑，肿胀、压痛局限于着力部位，无环形压痛及纵向叩击痛；X线片无骨折征象。

四、中医治疗

1. 辨证论治

(1) 早期

【证候】肩部肿实，胀痛，叩击痛，肩部散在瘀斑，肤温微热。舌红边有瘀斑，舌黄干，脉弦紧。

【治法】行气活血，化瘀止痛。

【代表方】和营止痛汤加减。

(2) 中期

【证候】肩部轻度肿胀，瘀斑消退，骨折端有轻度压痛，叩击痛。舌淡红苔薄白，脉弦。

【治法】活血祛瘀，接骨续损。

【代表方】生血补髓汤加减。

(3) 后期

【证候】肩部骨折处无压痛，肿胀消退，肌肉萎缩，肢体乏力，肩关节活动受限。舌淡苔少，脉细缓。

【治法】养气血，补肝肾，壮筋骨。

【代表方】补肾壮筋汤加减。

2. 其他疗法

(1) 无移位骨折：单纯裂缝骨折或嵌插无移位骨折无需固定，三角巾悬吊患侧上肢 1～2 周，即可开始活动。

(2) 外展型骨折：血肿内局麻下牵引，行手法使骨折远端向外捺正，若伴有前后移位，则同时矫正之，并作上臂内收，用蘑菇头夹板固定，大头垫顶在腋窝部，一般4周后解除固定。

（3）内收型骨折：血肿内麻醉后牵引，行手法使骨折近端向内，远端外展，随之纠正向前成角，使之复位，用蘑菇头夹板固定，大头垫放在肱骨内上髁的上部、肩及上臂宜置于外展前屈位固定为宜，必要时置于肩外展支架上。

（4）骨折合并肩关节脱位：常需手术治疗。

五、西医治疗

骨折块移位和成角不明显，骨折相对比较稳定者，一般不需要闭合复位或切开复位，尽可能采取非手术治疗。常用颈腕吊带或三角巾悬吊，可把患肢固定于胸前，肘关节90°屈曲位。

手法复位难以成功者，原则上需手术切开复位；但对于骨质疏松严重、内固定可能失败的患者，可一期行人工肱骨头置换术。对年轻患者，原则上切开复位内固定；对于老年人，可一期行人工肱骨头置换术。

六、预防与调护

1. 保持良好的心态，积极配合医生治疗。

2. 睡眠时要仰卧，头肩部稍抬高，患肢下面垫枕与躯干平行放置。

3. 向患者解释肱骨外科颈骨折，是近关节骨折，由于周围肌肉比较发达、肩关节的关节囊和韧带松弛，骨折局部与附近软组织易发生黏连而致肩凝，影响肩关节活动，尤其是老年人更为明显，从而提高患者的认识与医护人员的合作，指导患者功能锻炼。

(1) 早期：复位固定1～2周。指导患者做"抓空增力""掌屈背伸""左右侧屈"动作。

(2) 中期：复位固定后3～4周。随着肿胀消退、疼痛减轻，继续上述动作，但运动量需逐渐加大。

注意：外展型骨折应限制做肩关节外展活动，内收型骨折应限制做肩关节内收活动。

(3) 后期：拆除固定即复位后5～7周。让患者做"肩肘伸屈""后伸探背""手拉滑车""上肢回旋"等动作，在锻炼的同时，配合中药熏洗，展筋酊、展筋丹按摩等。以促进肩关节功能恢复。

(4) 加强饮食调护，提高自身的抗病能力。

脊柱骨折*

多由间接外力引起，为由高处跌落时臀部或足着地、冲击性外力向上传至脊柱胸腰段发生骨折；少数由直接外力引起，如房子倒塌压伤、汽车压撞伤或火器伤。脊柱骨折多见于胸腰段。脊柱骨折可以并发脊髓或马尾神经损伤,病情严重者可致截瘫,甚至危及生命;治疗不当的单纯压缩骨折,亦可遗留慢性疼痛。

一、病因病机

暴力是引起胸腰椎骨折的主要原因。

1. 胸腰椎骨折的分类

(1) 单纯性楔形压缩性骨折:这是脊柱前柱损伤的结果。暴力来自沿着 X 轴旋转的力量,使脊柱向前屈曲所致,后方的结构很少受影响,椎体通常成楔形。该型骨折不损伤中柱,脊柱仍保持其稳定性。此型骨折通常为高空坠落伤,足、臀部着地,身体猛烈屈曲,使椎体前半部分压缩。

(2) 稳定性爆破型骨折:这是脊柱前柱和中柱损伤的结果。暴力来自 Y 轴的轴向压缩。通常亦为高空坠落伤,足臀部着地,脊柱保持正直,胸腰段脊柱的椎体受力最大,因挤压而破碎,由于不存在旋转力量,脊柱的后柱不受影响,因而仍保留了脊柱的稳定性,但破碎的椎体与椎间盘可以突出于椎管前方,损伤脊髓并产生神经症状。

(3) 不稳定性爆破型骨折:这是前、中、后三柱同时损伤的结果。暴力来自 Y 轴的轴向压缩以及顺时针的旋转，可能还有沿着 Z 轴的旋转力量参与，使后柱亦出现断裂，由于脊柱不稳定，会出现创伤后脊柱后突和进行性神经症状。

(4) Chance 骨折：为椎体水平撕裂性损伤。以往认为，暴力来自沿着 X 轴旋转的力最大，使脊柱过伸而产生损伤，例如从高空仰面落下，着地时背部被物体阻挡，使脊柱过伸，前纵韧带断裂，椎体横形裂开，棘突互相挤压而断裂，可以发生上一节椎体向后移位。而目前亦有人认为，是脊柱屈曲的后果，而屈曲轴则应在前纵韧带的前方，因此认为是脊柱受来自 Y 轴轴向牵拉的结果，同时还有沿着 X 轴旋转力量的参与，这种骨折也是不稳定性骨折。临床上比较少见。

(5) 屈曲-牵拉型损伤：屈曲轴在前纵韧带的后方，前柱部分因压缩力量而损伤，中柱部分损伤表现为脊椎关节囊破裂，关节突脱位，半脱位或骨折，这种损伤往往还有来自 Y 轴旋转力量的参与，因此这类损伤往往是潜在性不稳定型骨折，原因是黄韧带、棘间韧带和棘上韧带都有撕裂。

(6) 脊柱骨折-脱位：又名移动性损伤。暴力来自 Z 轴，例如车祸时暴力直接来自背部后方的撞击，或弯腰工作时，重物高空坠落直接打击背部，在强大暴力作用下，椎管的对线对位已经完全被破坏，在损伤平面，椎沿横面产生移位，通常三个柱均毁于剪力，损伤平面通常通过椎间盘、同时还有旋转力量的参与，因此脱位程度重于骨折，当关节突完全脱位时，下关节突移至下一节脊椎骨上关节突的前方，互相阻挡，称关节突交锁，这类损伤极难免成为严重的脊椎损伤，预后差。另外还有一些单纯性附件骨折，如椎板骨折与横突骨折，不会导致脊椎的不稳定，称为稳定型骨折，特别是横突骨折，往往是背部受到撞击后腰部肌肉猛烈收缩而产生的撕脱性骨折。

2. 颈椎骨折的分类

（1）屈曲型损伤：这是前柱压缩，后柱牵张损伤的结果，该暴力系经 Z 轴的矢状面，产生单纯软组织性，或单纯骨性，或为混合性损伤，临床上常见的有：

1）前方半脱位（过屈型扭伤）：这是脊椎后柱韧带破裂的结果，有完全性与不完全性两种，完全性的棘上韧带、棘间韧带，甚至脊椎关节囊和横韧带都有撕裂，而不完全性的则仅有棘上韧带和部分性棘间韧带撕裂，这种损伤可以有 30％～50％的迟发性脊椎畸形及四肢瘫痪发生率，因此是一种隐匿型颈椎损伤。

2）双侧脊椎关节脱位：因过度屈曲后中方柱韧带断裂，暴力使脱位的脊椎关节突超越至下一个节段关节的前方与上方，椎体脱位程度至少要超过椎体前后径的 1/2，脱位椎体下关节突移位于下一个节段上关节突的前方，部分病例可有关节突骨折，但一般骨折片较小，临床意义不大，该类病例大都有脊髓损伤。

3）单纯性楔形（压缩性）骨折：较为多见。X线侧位片为椎体前缘骨皮质嵌插成角或为椎体上缘中板破裂压缩，该种情况多见于骨质疏松者的病理变化除有椎体骨折外，还有不同程度后方韧带结构破裂。

（2）垂直压缩所致损伤：暴力系经Y轴传递，无过屈或过伸力量，例如高空坠物或高台跳水。

1）第一颈椎双侧性前、后弓骨折：又名Jefferson骨折，X线片上很难发现骨折线，有时在正位片上看到C1关节突双侧性向外移位，侧位片上看到寰椎前后径增宽及椎前软组织肿胀阴影。CT检查最为清楚，可以清晰地显示骨折部位、数量及移位情况，而MRI检查只能显示脊髓受损情况。在治疗方面以非手术治疗为主，可以采用持续颅骨牵引，2周后再上头颈胸石膏固定3个月。

2）爆破型骨折：为下颈椎椎体粉碎性骨折，一般多见于C5、C6椎体，破碎的骨折片不同程度凸向椎管内，因此瘫痪发生率可以高达80%，还可以合并有颅脑损伤，椎体骨折呈粉碎状，骨折线多为垂直状，骨折片可出自椎管内，还可能发现有椎弓骨折。

3. 颈椎过伸损伤

（1）过伸性脱位：最常发生于高速驾驶汽车时，因急刹车或撞车，由于惯性作用，头部撞于挡风玻璃或前方座椅的靠背上，并迫使头部过度仰伸接着又过度屈曲使颈椎发生严重损伤，其病理变化为前纵韧带破裂，椎间盘水平状破裂，上一节椎体前下缘撕脱骨折和后纵韧带断裂，损伤的结果使颈椎向后移动，并有脊柱后堵，使脊髓夹于皱缩的黄韧带和椎板之间而造成脊髓中央管周围损伤，部分病例，特别是年老者，原有的下颈椎后方的骨刺可以撞击脊髓，使受损脊髓的平面与骨折的平面不符合，本病的特征性体征是额面部有外伤痕迹。

（2）损伤性枢椎椎弓骨折：此型损伤的暴力来自颈部，使颈椎过度仰伸，在枢椎的后半部形成强大的剪切力量，使枢椎的椎弓不堪忍受而发生垂直状骨折，以往多见于被缢死者，故名缢死者骨折。目前多发生于高速公路上的交通事故。

二、诊断依据

1. 有严重外伤病史，如高空坠落，重物撞击腰背部，塌方事件被泥土、矿石掩埋等。

2. 脊柱损伤后，主要症状为局部疼痛，可伴有站立及翻身困难，腹膜后血肿刺激腹腔神经节，使肠蠕动减慢，常出现腹痛、腹胀甚至出现肠麻痹症状。

3. 影像学检查有助于明确诊断，确定损伤部位、类型和移位情况，X 线摄片是首选的检查方法，常可见椎体呈楔形改变,老年人感觉迟钝,胸腰段脊柱骨折往往主诉为下腰痛,单纯腰椎摄片会遗漏下胸椎骨折,因此必须注明摄片部位包括下胸椎(T10～T12)在内,通常要拍摄正侧位两张片子,必要时加拍斜位片,在斜位片上则可以看到有无椎弓峡部骨折。由于颈椎前方半脱位是一种隐匿性损伤,没有明显的骨折,普通的 X 线摄片检查时很容易疏忽掉而难以诊断。如果仔细读片,仍可发现有四种特征性 X 线表现:① 棘突间间隙增宽。② 脊椎间半脱位。③ 脊椎旁肌痉挛使颈椎丧失了正常的前凸弧,上述各种表现在屈曲位摄片时更为明显。④ 下一节椎体前上方有微小突起表示有轻微的脊椎压缩性骨折。X 线检查有其局限性,它不能显示出椎管内受压情况,凡有中柱损伤或有神经症状者均须作 CT 检查。CT 检查可以显示出椎体的骨折情况,还可显示出有无碎骨片突出于椎管内,并可计算出椎管的前后径与横径损失了多少,CT 片不能显示出脊髓损伤情况,因此必要时应作 MRI 检查,在 MRI 片上可以看到椎体骨折出血所致的信号改变和前方的血肿,还可看到因脊髓损伤所表现出的异常高信号。

三、鉴别诊断

1. 颈椎骨折与颈椎病鉴别: 后者多见于老年人,无明显外伤史或伤前已有症状;患者除诉双手麻木无力或头晕外，常不合并截瘫，部分截瘫患者常为渐进性；X线摄片可明确鉴别。

2. 胸腰椎骨折与急性腰扭伤鉴别：后者多为腰部用力过度或体位不正闪扭所致；无纵向叩击痛和后凸畸形；X线摄片检查可明确诊断。

3. 尾骶骨骨折与钩状尾骨鉴别：后者无压痛，肛门指检无明显活动或仅有轻度活动感，双下肢无神经症状，无括约肌功能障碍。

四、中医治疗

1. 辨证论治

（1）气滞血瘀型

【证候】局部肿胀，剧烈疼痛，胃纳不佳，大便秘结。舌质淡，苔薄白，脉弦紧。

【治法】活血祛瘀，消肿止痛。

【代表方】复元活血汤加减。

（2）瘀血未尽，筋骨未续

【证候】肿痛虽消而未尽。舌暗红，苔白，脉弦缓。

【治法】活血和营，接骨续筋。

【代表方】复元通气散加减。

（3）肝肾两虚型

【证候】骨折4周以上，症见头晕耳鸣，腰膝酸软，两目干涩，视物模糊，五心烦热，遗精盗汗。舌红，苔薄,脉细数。

【治法】补益肝肾,强壮筋骨。

【代表方】六味地黄丸加减。

2. 其他疗法

(1) 胸腰椎骨折的治疗:① 椎体压缩性骨折,必须卧硬板床休息 4～6 周,并可采用垫枕疗法和早期功能锻炼。② 附件骨折,必须静卧硬板床休息 4～6 周。③ 胸腰椎骨折、脱位,一般须手术复位和内固定术。

(2) 颈椎骨折的治疗:颈椎部损伤时,可采用颈椎中立位枕颌布托牵引,必要时可使得颈椎稍向前屈曲,无脊髓损伤者,持续牵引 4～6 周后,换颈托保护。

五、西医治疗

1. 急救搬运:脊柱骨折者从受伤现场运输至医院内的急救搬运方式至关重要,正确的方法是采用担架、木板甚至门板运送,先使伤员双下肢伸直,木板放在伤员一侧,三人用手将伤员平托至门板上,或二三人采用滚动法,使伤员保持平直状态,成一整体滚动至木板上。治疗有其他严重多发伤者,应优先治疗脊柱损伤,以挽救伤员生命为主。

2. 颈椎骨折脱位

(1) 枕骨寰椎间脱位:十分罕见,患者多在现场死亡。如为半脱位,未压迫延髓而幸存,因其损伤极不稳定,禁止牵引,应行牢固制动,可选用伸展头颈的石膏背心。

(2) 寰椎骨折：早期治疗应行牵引 4～6 周,然后换用枕颌颈托或头盔石膏背心至少制动 3 个月。迟缓愈合及愈合不良者,可发生晚期寰枢不稳定,可行 Gallie,Brooks 钢丝固定植骨融合术或枕寰枢融合术。

(3) 齿状突骨折：对于稳定型的骨折,可用头盔石膏背心制动,至少 3 个月后拆除。齿状突腰部骨折延迟愈合发生率高,应尽量行前路齿突螺丝钉固定术。如不稳定或伤后 6 个月不愈合,可考虑行 C1～C2 后方融合术或前路齿突内固定术。

(4) C2 椎弓骨折：无神经损伤患者,可先用颅骨牵引 6 周,颈椎复位后,可改用头盔石膏背心制动 3～4 个月,直至骨折愈合。如不稳定或未融合,可行颈椎后路或前路 C2～C3 融合。

(5) C3～C7 骨折：① 颈椎椎体楔形骨折：如椎体楔形压缩小于椎体高度的 1/3 时比较稳定,可行牵引治疗;如骨折合并单侧或双侧脱位或伴有神经损伤时,按脱位和神经损伤处理;如椎体侧方挤压、关节柱发生骨折,可酌情(前路椎体间或后路椎弓根螺钉钢板)植骨内固定。② 颈椎爆裂性骨折：稳定者可用颈领或石膏领固定 3～4 个月，直至椎体愈合；如椎体挤压呈扁盘状并损伤脊髓时，可先行牵引 4～6 周，然后再改换颈领固定 3～4 个月。必要时可行前路椎体减压内固定融合术。③ 泪滴性椎体骨折：轻者可行牵引复位，以后改用头盔石膏背心制动，或行前路减压内固定植骨融合；损伤广泛或不稳定者，亦可先做前路减压植骨融合，第二次再做后路钢板螺丝钉后关节内固定术。④ 颈椎加速与减速损伤：对暂时性半脱位者，应行颈领伸展位固定，症状重者应先行牵引、制动，并使用解痉镇痛、激素类药物；对于出现神经症状、脊髓压迫等，可行前路减压或后路内固定术。⑤ 颈椎伸展型损伤：对于无脊髓损伤的轻型患者，可用颈领中立位固定；如合并骨折，可选用头盔石膏背心。⑥ 颈椎钩突骨折：稳定、无神经症状者，可选用颈托或牵引，如无效，可行前路椎体融合术。

3. 胸腰椎骨折

(1) 单纯性楔形骨折：对于稳定、不伴有脊髓损伤的的单纯楔形骨折，可选用保守治疗，如闭合复位可卧床、早期功能锻炼；对于不稳定的、伴有神经损伤者，可行手术治疗，如后路腰椎切开复位、减压、内固定术。

(2) 爆裂型骨折：对于无移位、稳定、不伴有脊髓损伤的的爆裂性骨折，可选用保守治疗，卧床休息、腰背肌锻炼，6 周后下地活动；对于不稳定的、伴有神经损伤者，可行手术治疗，如后路腰椎切开复位、减压、内固定术。

六、预防与调护

1. 保持良好的心态，积极配合医生治疗。

2. 避免创伤。患者平卧硬板床，骨突部位垫海棉垫，在骨折部位垫上一薄枕，使脊柱背伸，翻身时要挺直腰部，绷紧背部肌肉以形成自然内固定切忌脊柱旋转屈曲。

3. 注重功能锻炼。

股骨粗隆间骨折*

股骨粗隆间骨折（亦称股骨转子间骨折）系指股骨颈基底至小粗隆水平之间的骨折，多见于老年人，男性多于女性，约为 1.5∶1，属于关节囊外骨折。

由于这部分有许多肌肉附着，所以局部的血液供给丰富，加以骨折的接触面积大，因此，骨折后愈合连接一般不成问题。主要问题是有发生髋内翻的趋势，形成畸形连接，造成跛行，并由于承重线的改变，可能在后期引起患肢创伤性关节炎。

一、病因病机

发病原因及受伤机制与股骨颈骨折相同。因转子部骨质松脆,故多为粉碎型骨折。根据骨折线的方向和位置,临床上可分为三型:顺转子间型、反转子间型、转子下型。

1. 顺转子间骨折:骨折线自大转子顶点开始,斜向内下方行走,达小转子部。根据暴力的情况不同,小转子或保持完整,或成为游离骨片,但股骨上端内侧的骨支柱保持完整,骨的支撑作用还比较好,髋内翻不严重,移位较少,远端因下肢重量而轻度外旋。粉碎型则小转子变为游离骨块,大转子及其内侧骨支柱亦破碎,髋内翻严重,远端明显上移,患肢呈外旋短缩畸形。

2. 反转子间骨折:骨折线自大粗隆下方斜向内上方行走,达小转子的上方。骨折线的走向与转子间线或转子间嵴大致垂直。骨折近端因外展肌与外旋肌的收缩而外展、外旋,远端因内收肌与髂腰肌的牵引而向内、向上移位。

3. 转子下骨折:骨折线经过大小转子的下方。

二、诊断依据

1. 有外伤史。

2. 临床症状和体征：患者多为老年人，伤后髋部疼痛，不能站立或行走。下肢短缩及外旋畸形明显，无移位的嵌插骨折或移位较少的稳定骨折，上述症状比较轻微。检查时可见患侧粗隆升高，局部可见肿胀及淤斑，局部压痛明显。叩击足跟部常引起患处剧烈疼痛。

3. X线摄片可以明确诊断。

三、鉴别诊断

股骨转子间骨折和股骨颈骨折均多发于老年人，临床表现和全身并发症也大致相仿。但股骨转子部血运丰富，故骨折后肿胀明显，有广泛的淤斑，压痛点多在大转子处，下肢短缩一般大于3 cm，患肢呈短缩，内收、外旋，其外旋比股骨颈骨折更明显，预后良好；股骨颈骨折淤肿较轻，压痛点多在腹股沟中点，下肢短缩一般少于3 cm，患肢呈曲髋、短缩、外旋，囊内骨折愈合较难。X线片可帮助鉴别。

四、中医治疗

1. 辨证论治

(1) 气滞血瘀型

【证候】局部疼痛肿胀，屈伸活动不利，若气血瘀滞过久则郁久生热，尚可见红肿发热等。舌质淡红、苔厚，脉弦数。

【治法】活血祛瘀，消肿止痛。

【代表方】桃红四物汤加减。

(2) 气血亏虚型

【证候】面黄，疼痛绵绵，漫肿不散，头昏目眩，少气懒言，食少多汗，且筋骨活动能力减退。舌质淡，苔薄白，脉细。

【治法】补养气血，舒筋活络。

【代表方】舒筋活血汤加减。

(3) 肝肾不足型

【证候】面色苍白，目眩耳鸣，少气懒言，且筋骨活动不利，屈伸无力。舌质淡，苔薄白，脉虚细无力。

【治法】补益肝肾，强壮筋骨。

【代表方】壮筋养血汤加减。

2. 其他疗法

(1) 整复方法：无移位骨折无须整复，有移位骨折应采用手法(与股骨颈骨折同)整复，亦可先行骨牵引，待3～4日缩短畸形矫正后，用手法将患肢外展内旋，以矫正髋内翻和外旋畸形。

(2) 固定方法：无移位的骨折采用“丁”字鞋固定。有移位的骨折应采用持续牵引与外展夹板固定结合，牵引重量为6～8 kg，固定患肢于外展中立位6～8周。

(3) 练功活动：固定期间，应鼓励患者早期在床上进行全身锻炼，嘱患者每日做踝关节屈伸运动与股四头肌舒缩锻炼。解除固定后，先在床上作髋膝关节的功能活动，以后可扶双拐作不负重步行锻炼，待 X 线照片证实骨折愈合后方可逐步负重。

五、西医治疗

1. 非手术治疗：主要适用于少数患者，一般情况太差、无法耐受手术及麻醉，或者伤前功能很差、严重意识障碍、预期生存期不超过 6 个月。对于稳定或不稳定骨折应分别牵引 8～12 周。

2. 手术治疗：手术目的为骨折复位、可靠固定、尽可能早地使患者离床活动，减少因长期卧床带来的各种并发症。

(1) 内固定：第一类，简单固定类，包括多根空心钉等。第二类，侧钢板类固定物，包括角钢板、DHS 等。第三类，股骨近端髓内固定，包括 Gamma 钉、PFN，PFNA 等。

(2) 人工关节置换：重度骨质疏松并骨折粉碎、移位严重的高龄患者，可考虑行一期假体置换。

六、预防与调护

1. 由于患者多为老年人，故应注意观察患者全身情况，预防由于长期卧床而发生的并发症，如肺炎、泌尿系感染以及髋内翻畸形等。

2. 由于粗隆间骨折多发生于老年人，所以一般死亡率较高。目前采用保守疗法加活动锻炼，可取得较好的治疗效果，降低死亡率，因此加强护理对疗效起着极其重要的作用。由于粗隆间骨折患者绝大多数是用罗索氏牵引，极少数施行手术治疗。因此，此种骨折的护理重点是老年患者牵引的护理。

3. 在牵引期间，注意观察患者有无足下垂情况，并注意膝关节外侧有无受压。老年人的血液循环差，活动少，容易发生褥疮，尤其在患者使用便盆时，如果身体抬的不够高，便盆在臀下抽出、推入时，很可能蹭破皮肤，可进一步发展成为褥疮。所以家人应耐心地向患者讲清道理，以取得患者的配合。患者配合的方法是用两手拉住牵引架上的拉手，同时用健侧腿蹬在床面上，将整个上身和臀部抬起来，这样可促进患者除患肢以外的全身活动锻炼，增进血液循环及呼吸量。并因体位由平卧到坐起，有利于尿沉渣的排出。对容易发生褥疮的患者，应加强受压部位的按摩。对于身体瘦弱的老年人，应在其臀部垫气圈，或垫泡沫塑料垫。鼓励患者咳嗽，有痰尽量咳出来。每日清晨起床及晚上临睡前嘱患者坐起，做深呼吸，并拍打背部。鼓励患者多饮水或饮料，以冲洗尿路，防止泌尿系统感染。老年患者卧床常常会精神不振，懒于活动，再加上活动时怕痛，又怕喝水多，尿多，坐便盆麻烦，所以需要家庭成员多鼓励并帮助患者多活动。下肢牵引期间采取半卧位，可使筋腰肌放松，利于骨折端对位。

注意：腰后垫小枕或棉垫，以维持生理性前凸，防止腰疼。鼓励患者有计划地作功能锻炼，如踝关节、足趾、股四头肌运动等。

4. 去除牵引及解除外固定后时，护理应注意以下几点：此种骨折一般多需牵引 8～12 周，在外固定解除后，通常需要在床上活动关节，锻炼股四头肌 1～2 周才能离开床。下地时往往由于年老体弱又不会用拐，学的较慢，需要耐心帮助，教会患者用双拐，患肢不负重。务必注意安全，防止患者跌倒。去除外固定后，患者的卧位姿势可以随意，但是要注意防止筋内收畸形的发生，因此患者不要侧卧在健侧。平卧时，在两大腿之间夹一个枕头，以控制患肢内收。

膝半月板损伤*

半月板损伤多由扭转外力引起，当一腿承重，小腿固定在半屈曲，外展位时，身体及股部猛然内旋，内侧半月板在股骨髁与胫骨之间，受到旋转压力，而致半月板撕裂，从而引起膝关节肿胀、疼痛、关节交锁等一系列综合征。本病多见于青年人，常发生在半蹲位工作的矿工、搬运工和运动员等。

一、病因病机

半月板损伤多见于球类运动员、矿工、搬运工等。引起半月板破裂的外力因素有撕裂性外力和研磨性外力两种。由于半月板属纤维软骨组织，无血液循环，仅靠关节滑液获得营养，故损伤后修复能力极差，除了边缘损伤部分可获愈合外，一般不易愈合。

半月板损伤有边缘型撕裂、前角撕裂、后角撕裂、水平撕裂、纵形撕裂（桶柄式撕裂，此型易套住股骨髁发生“交锁”）、横形撕裂（多在中偏前，不易发生交锁）等类型。

二、诊断依据

1. 多数患者有膝关节扭伤史。

2. 伸屈膝关节时，膝部有弹响声。

3. 受伤当时膝关节有撕裂感及响声，即发生剧痛，关节肿胀，屈伸活动功能障碍。膝关节活动痛，以行走和上下楼时明显，部分患者可出现膝部打软腿及交锁现象。

4. 检查时可发现股四头肌萎缩，膝关节间隙有压痛，膝关节不能过伸或过屈。

5. 半月板弹响试验(麦氏征):患者仰卧,充分屈髋屈膝,检查者一手握住足部,一手置于膝部,先使小腿内旋内收,然后外展伸直,再使小腿外旋外展,然后内收伸直,如有疼痛或弹响者为阳性。患者大多数为阳性。

6. 研磨试验:患者俯卧位,患膝屈曲 90°,检查者在足踝部用力下压并作旋转研磨,在某一体位有痛感时为阳性,部分病例可阴性。

必要时作 MRI 或关节镜检查。

三、鉴别诊断

1. 膝关节内游离体: 膝关节内游离体也可引起关节活动时突然交锁,但由于游离体在关节内随意活动,因此关节运动受阻之位置也在随意变动,而半月板损伤后关节发生交锁,活动受阻且有固定的角度和体位。由于游离体是骨性,故 X 线片可以显示之。

2. 创伤性滑膜炎: 膝关节肿胀,浮髌试验阳性。损伤后当即出现肿胀者,为淤血所致;损伤后期出现积液多为滑膜的炎症引起。

四、中医治疗

1. 辨证论治

(1) 初期

【证候】局部压痛。舌质淡,苔薄白,脉弦。

【治法】活血祛瘀，消肿止痛。

【代表方】桃红四物汤加减。

（2）后期

【证候】肌肉关节疼痛，肢体屈伸不利。舌红，苔薄，脉细。

【治法】舒经活络，温经止痛。

【代表方】补肾壮筋汤加减。

2. 其他疗法

（1）理筋手法：急性损伤期，可作一次被动的伸屈活动，嘱患者仰卧，放松患肢，术者左拇指按摩痛点，右手握踝部，徐徐屈曲膝关节并内外旋转小腿，然后伸直患膝，可使局部疼痛减轻；慢性损伤期，每日或隔日作一次局部推拿，先用拇指按压关节边缘的痛点，然后在痛点周围作推揉拿捏，促进局部气血流通，使疼痛减轻。

（2）固定方法：急性损伤期膝关节功能位固定 3 周，以限制膝部活动，并禁止下床负重。

（3）练功活动：肿痛稍减后，应进行股四头肌收缩锻炼，以防止肌肉萎缩。解除固定后，除加强股四头肌锻炼外，还可练习膝关节的伸屈活动和步行锻炼。

（4）电针治疗和中药薰洗治疗。

五、西医治疗

1. 非手术治疗：① 解锁：手法解锁或皮牵引后

解锁；② 制动康复：长腿石膏或膝关节固定器固定伸膝位 4～6 周。

2. 手术治疗

（1）适应证：非手术治疗无效，呈交锁状态或经常发生交锁，反复打软腿，复发性积液，疼痛严重且诊断明确者。

（2）手术方式：① 半月板全切除术；② 部分半月板切除术；③ 半月板修复术。

六、预防与调护

1. 保持良好的心态，积极配合医生治疗，减少复发。

2. 一旦出现半月板损伤，应减少患肢运动，避免膝关节骤然的扭转、伸屈动作。若施行手术治疗，术后一周开始股四头肌收缩锻炼，术后 2～3 周如无关节积液，可下地步行锻炼。若出现积液则应立即停止下地运动，配合理疗及中药治疗等。

膝交叉韧带损伤*

膝关节交叉韧带位于膝关节之中，有前后两条，交叉如十字，常称十字韧带。前交叉韧带起于股骨髁间窝的外后部，向前内止于胫骨髁间隆突的前部，能限制胫骨前移位。后交叉韧带起于股骨髁间窝的内前部,向后外止于胫骨髁间隆突的后部,能限制胫骨向后移位。因此,交叉韧带对稳定膝关节有重要作用。交叉韧带位置深在,非强大暴力不易引起损伤或断裂。交叉韧带损伤,常是膝关节复合损伤的一部分。一般单纯的膝交叉韧带损伤少见,多伴有侧副韧带及半月板的损伤。

一、病因病机

膝交叉韧带位置深在,非严重的外力不易引起交叉韧带的损伤或断裂,多因膝关节受到打击的外力引起。一般单纯的膝交叉韧带损伤少见,多伴有其他损伤,如膝关节脱位、侧副韧带断裂等。

当外力撞击小腿上端的后方时,可使胫骨向前移位,造成前交叉韧带损伤,有时伴有胫骨隆突撕脱骨折、内侧副韧带和内侧半月板损伤;当外力撞击小腿上端的前方时,使胫骨向后移位,造成后交叉韧带损伤,可伴有膝后关节囊破裂、胫骨隆突撕脱骨折、外侧半月板损伤。

二、诊断依据

1. 有明显的外伤史。

2. 受伤时自觉关节内有撕裂感,剧烈疼痛并迅速肿胀，关节内有积血，关节松弛，失去原有的稳定性，一般膝关节呈半屈曲状态，活动功能障碍。

3. 抽屉试验阳性。

4. X线摄片检查有时可见胫骨隆突撕脱骨片或膝关节脱位；膝关节造影及关节镜检查可协助诊断。

三、鉴别诊断

单纯性膝关节血肿：本病虽有肿胀、疼痛、活动受限，但无关节松动不稳现象，抽屉试验阴性，X线检查无胫骨前后过度移位。

四、中医治疗

1. 辨证论治

(1) 初期

【证候】局部压痛。舌质淡、苔薄白，脉弦。

【治法】活血祛瘀，消肿止痛。

【代表方】桃红四物汤加减。

(2) 后期

【证候】肌肉关节疼痛，肢体屈伸不利。舌红，苔薄，脉细。

【治法】舒经活络，温经止痛。

【代表方】补肾壮筋汤加减。

2. 其他疗法

(1) 理筋手法：适用于损伤后期，以膝部和股四头肌部作按摩推拿手法，并帮助膝关节作屈伸锻炼，改善膝关节屈伸功能活动度。

(2) 固定方法：没有完全断裂的交叉韧带损伤，抽尽血肿后将患膝固定于屈膝 20°～30°位 6 周，使韧带处于松弛状态，以便修复重建。

(3) 练功活动：膝关节制动期间进行股四头肌舒缩锻炼，防止肌肉萎缩。解除固定后，可练习膝关节屈曲，并逐步练习扶拐行走。

(4) 电针治疗与中药薰洗治疗。

五、西医治疗

1. 前交叉韧带

(1) 非手术治疗：单纯的前交叉韧带断裂或不全断裂，可先用长腿石膏固定屈膝于 30°位，固定 4～6 周。

(2) 手术治疗

1) 手术适应证：① 胫骨、股骨止点撕脱骨折者，闭合不能复位，应早期手术复位。② 有内侧半月板破裂伴膝关节交锁不能自解者，应手术探查。③ 膝关节脱位，伴后交叉韧带、侧副韧带撕裂断裂，宜早期手术修复。

2）前交叉韧带修复方法：① 股骨髁附着点撕脱修复；② 胫骨附着点撕脱修复；③ 韧带实质断裂修复；④ 胫骨髁间隆突部撕脱骨折修复。

3）陈旧性前交叉韧带损伤的关节外手术：① 鹅足成形术；② 髌韧带部分移位术；③ 髂胫束腱固定术。

4）陈旧性前交叉韧带损伤的关节内手术包括：① 应用骨-髌腱-骨游离移植重建前交叉韧带；② John's手术；③ Erikkson及其改良法；④ Macintosh"越顶法"；⑤ 半腱肌重建术；⑥ 髂胫束条重建术。

2. 后交叉韧带

（1）非手术治疗：单纯的后交叉韧带断裂或不全断裂，可先用长腿石膏固定屈膝于30°位，固定4～6周。

（2）手术治疗

1）手术适应证：① 胫骨止点撕脱骨折移位者；② 合并有半月板损伤伴膝关节交锁不能自解者，应手术探查；③ 膝关节脱位，前后交叉韧带断裂，后外角损伤应急诊手术。

2）早期手术：① 单纯的后交叉韧带损伤或者合并内侧副韧带或后外侧结构损伤，探查和修复损伤韧带。② 伴有撕脱骨折者，骨块较大时以螺丝钉固定，骨块较小时以钢丝套住，从骨洞中牵至胫骨前侧固定。③ 韧带实质断裂就采用自体或异体肌腱重建。

3）晚期手术：腘肌腱重建后交叉韧带，半腱肌重建后交叉韧带，应用骨-髌腱-骨重建后交叉韧带，腓肠肌内侧头重建后交叉韧带。

六、预防与调护

1. 保持良好的心态，积极配合医生治疗，减少复发。

2. 伤后膝关节不稳时，可佩戴护膝保护，以增加膝关节的稳定性。

3. 早期练习股四头肌收缩，韧带基本愈合后作膝关节屈伸活动，预防肌肉萎缩和关节粘连。

胫腓骨干骨折 *

胫腓骨干骨折很常见，各种年龄均可发病，尤以 10 岁以下儿童或青壮年为多，儿童多为青枝骨折或无移位骨折。其中又以胫骨干骨折为多，胫腓骨干双骨折次之，腓骨干骨折少见。胫骨干中上段横截面呈三棱形，有前、内、外三棱将胫骨干分成内、外、后三面，胫骨嵴前突并向外弯曲，形成胫骨的生理弧度，其上端为胫骨结节。胫骨干下 1/3 处，横断面变成四方形。该骨中下

1/3交界处比较细弱，为骨折的好发部位。

一、病因病机

1. 直接暴力：由重物打击或挤压造成，暴力多由外侧或前外侧来，而骨折多是横断、短斜形，亦可造成粉碎性骨折。胫腓骨两骨折线都在同一水平，软组织损伤较严重。

2. 间接暴力：由高处坠下时的传达暴力或扭伤时的扭转暴力所致，多为斜形或螺旋形骨折。双骨折时，腓骨的骨折线较胫骨为高。影响骨折移位的因素，主要是暴力的方向、肌肉的收缩、小腿和足部的重力造成，可以出现重叠、成角或旋转畸形。股四头肌和腘绳肌分别附着在胫骨上端的前侧和内侧，此二肌能使骨折近段向前、向内移位。小腿的肌肉主要在胫骨的后面和外面，由于肢体内动力的不平衡，故肿胀消退后，易引起断端移位。正常人的踝关节与膝关节是在两个相互平行的轴上运动，若发生成角和旋转移位，必然破坏二轴心的平行关系，既影响步行和负重功能，并可导致创伤性关节炎的发生。胫骨的前缘与前内侧面表浅，仅有皮肤遮盖，骨折时容易刺破皮肤形成开放性骨折。腘动脉在进入比目鱼肌的腱弓后，分为胫前、后动脉，此二动脉都贴近胫骨下行。胫骨上端骨折移位时，有可能损伤血管。

此外，胫骨骨折可造成小腿筋膜间隔区内肿胀，压迫血管，可引起缺血性挛缩。胫骨的营养血管由胫骨干上 1/3 的后方进入，在致密骨内下行一段距离，而后进入髓腔，胫骨下 1/3 又缺乏肌肉附着，故胫骨干中、下段发生骨折后，往往因局部血液供应不良，而发生迟缓愈合或不愈合。

二、诊断依据

1. 有明显的外伤史。

2. 患肢肿胀、疼痛和功能丧失，可有骨擦音及异常活动。严重者可有肢体短缩、成角及足外旋畸形，胫骨上 1/3 骨折者，检查时应注意腘动脉的损伤。腓骨上端骨折时要注意腓总神经的损伤。若小腿肿胀明显，应同时注意小腿骨筋膜室综合征发生的可能。

小儿青枝骨折或裂纹骨折，临床症状可能很轻。但患者拒绝站立和行走，局部有轻微肿胀及压痛。

3. 摄小腿正侧位 X 线片。必要时行 CT，MRI 检查。

三、鉴别诊断

通常胫腓骨骨折无需多做鉴别诊断。滋养血管的通道不易被误认为骨折。但是，有些应力骨折会造成诊断上的错误。应力骨折有时应有骨膜反应，在骨折处有很细的透亮区。

四、中医治疗

1. 辨证论治

(1) 初期

【证候】受伤后以血瘀为主,局部瘀肿疼痛。

【治法】活血祛瘀,消肿止痛。

【代表方】活血止痛汤加减。

(2) 中期

【证候】骨折及软组织损伤中期,局部肿胀消退,疼痛减轻,但肢体乏力,活动受限。

【治法】接骨续筋。

【代表方】续骨活血汤加减。

(3) 后期

【证候】骨折后期,肝肾虚损,筋骨萎弱。

【治法】补益肝肾,强壮筋骨。

【代表方】六味地黄丸加减。

2. 其他疗法: 胫腓骨骨折的治疗原则主要是恢复小腿的长度和负重功能。因此,应重点处理胫骨骨折。对骨折端的成角和旋转移位,应予以完全纠正。无移位骨折只需用夹板固定,直至骨折愈合;有移位的稳定性骨折(如横断形骨折),可用手法整复,夹板固定;不稳定性骨折(如粉碎形骨折、斜形骨扩),可用手法整复,夹板固定,配合跟骨牵引。开放性骨折应彻底清创，尽快闭合伤口，将开放性骨折变为闭合性骨折。

(1) 整复方法：患者平卧，膝关节屈曲 20°～30°，一助手用肘关节套住患者腘窝部，另一助手握住足部，沿胫骨长轴作对抗牵引 3～5 分钟，矫正重叠及成角畸形。若近端向前内移位，则术者两手环抱小腿远端并向前端提，一助手将近端向后按压，使之对位。如仍有左右侧移位，可同时推挤近端向外、端拉远端向内，一般即可复位。螺旋形、斜形骨折时，远端易向外移位，术者可用拇指置于胫腓骨间隙，将远端向内侧推挤，其余四指置于近端的内侧，向外用力提拉，并嘱助手将远端稍稍内旋，可使完全对位。然后，在维持牵引下，术者两手握住骨折处，嘱助手徐徐摇摆骨折远段，使骨折端紧密相插。最后以拇指和示指沿胫骨前嵴及内侧面来回触摸骨折部，检查对位对线情况。

(2) 固定方法：根据骨折断端复位前移位的方向及其倾向性而放置适当的压力垫。上 1/3 部骨折时，膝关节置于屈曲 40°～80°位，夹板下达内、外踝上 4 cm，内外侧板上超过膝关节 10 cm，胫骨前嵴两侧放置两块前侧板，外前侧板正压在分骨垫上。两块前侧板上端胫骨内、外两侧髁，后侧板的上端超过腘窝部，在股骨下端作超膝关节固定。中 1/3 部骨折时，外侧板下平外踝，上达胫骨外侧髁上缘；内侧板下平内踝，上达胫骨内侧髁上缘。后侧板下端抵于跟骨结节上缘，上达腘窝下 2 cm，以不妨碍膝关节屈曲 90°为宜。两前侧板下达踝上，上平胫骨结节。下 1/3 部骨折时，内、外侧板上达胫骨内、外侧髁平面，下平齐足底，后侧板上达腘窝下 2 cm，下抵跟骨结节上缘，两前侧板与中 1/3 骨折同。将夹板按部位放好后，用布带先捆中间两道，后捆两端。下 1/3 骨折的内、外侧板在足跟下方作超踝关节捆扎固定；上 1/3 骨折，内、外侧板在股骨下端作超膝关节捆扎固定，腓骨小头处应以棉垫保护，避免夹板压迫腓总神经而引起损伤。需配合跟骨牵引者，穿钢针时，跟骨外侧要比内侧高 1 cm（相当于 15°斜角），牵引时足跟便轻度内翻，以恢复小腿的生理弧度，骨折对位更稳定。牵引重量一般约 3～5 kg，牵引后 48 小时内拍 X 线照片检查骨折对位情况。如果患肢严重肿胀或有大量水泡，则不宜采用夹板固定，以免造成压疮、感染，暂时单用跟骨牵引，待消肿后再上夹板固定。运用夹板固定时，要注意抬高患肢，下肢在中立位置，膝关节屈曲 20°～30°，每日注意调整布带的松紧度，检查夹板、纸垫有无移位，若骨位良好，则 6～8 周后拍 X 线片复查，如有骨痂生长，则可解除牵引，单用夹板固定，直至骨折愈合。

(3) 练功活动：整复固定后，即作踝、足部关节屈伸活动及股四头肌操练。跟骨牵引者，还可用健腿和两手支持体重抬起臀部。稳定性骨折从第 2 周开始进行抬腿及屈膝关节活动，从第 4 周开始扶双拐作不负重活动。

五、西医治疗

1. 闭合骨折的治疗

(1) 闭合复位石膏外固定：早期使用长腿石膏托维持复位，肿胀消退后改为管形石膏，膝关节应屈20°～30°，踝关节置于功能位。

(2) Sarmiento 功能支具固定：先以长腿石膏屈曲 50°固定，肿胀消退后改为髌腱支持石膏或功能支具，早期负重，愈合后改为短石膏夹板固定。

(3) 牵引：骨牵引可打在跟骨上或胫骨下端，并使用牵引弓，患肢置于 Thomas 架上，3 周后改为长腿管形石膏固定。

(4) 闭合穿针骨外固定器固定：对于下列情况可考虑使用外固定支架：易复位而不能维持对位的骨折；胫腓骨严重粉碎性骨折；作为阶段治疗。

(5) 切开复位内固定：可选择螺钉固定、钢板固定和髓内钉固定。

2. 开放骨折的治疗

(1) 清创：根据骨、软组织损伤程度，彻底清创，尽可能闭合伤口。

(2) 固定：根据伤口情况、骨折情况可选择钢板固定、髓内钉固定和骨外固定器固定。

六、预防与调护

1. 预防直接或间接暴力可减少发病率。若发生骨折，应针对不同骨折部位积极预防不同的并发症，防止缺血、坏疽，影响功能。

2. 患者骨折固定后，即刻指导其作踝关节的背屈活动及股四头肌收缩锻炼。稳定型骨折固定 2 周后，在医生指导下作抬腿及屈曲膝关节活动。后期可作搓揉舒筋及蹬车活动。

髌骨骨折*

髌骨系人体中最大的籽骨，呈三角形，底边在上而尖端在下，后面披有软骨，全部是关节面。股四头肌腱连接髌骨上部，并跨过其前面，移行为髌韧带止于胫骨结节。髌骨有保护膝关节，增强股四头肌力量的作用。髌骨骨折多见于 30～50 岁的成年人，儿童极为少见。

一、病因病机

髌骨骨折由直接暴力或间接暴力所造成，以后者多见。直接暴力所致者，多呈粉碎型骨折，髌骨两侧的股四头肌筋膜以及关节囊一般尚完整，对伸膝功能影响较少；间接暴力所致者，由于膝关节在半屈曲位时跌倒，为了避免倒地，股四头肌强力收缩，髌骨与股骨滑车顶点密切接触成为支点，髌骨受到肌肉强力牵拉而骨折，骨折线多呈横行。髌骨两旁的股四头肌筋膜和关节囊的破裂，两骨块分离移位，伸膝装置受到破坏，如不正确治疗，可影响伸膝功能。

二、诊断依据

1. 有明显的外伤史。

2. 多见于30～50岁的成年人。

3. 局部肿胀、疼痛，膝关节不能自主伸直，常有皮下瘀斑以及膝部皮肤擦伤，有分离移位时，可以摸到凹下呈沟状的骨折断端，可有骨擦音或异常活动。

4. 可拍膝关节侧、轴位X线片，以明确骨折的类型和移位情况。

三、鉴别诊断

1. 股四头肌腱断裂：暴力与引起髌骨骨折的间接暴力相同，膝部剧痛和伸膝功能障碍也与髌骨骨折相似，但患者多为老年男性，因为老年人股四头肌腱变性变脆，容易断裂。肿胀与压痛点位于髌骨上方，断端分离较远，伤后不久者，能看出或扪出断裂部凹陷。触诊与X线检查髌骨完整等,可资鉴别。

2. 髌韧带断裂: 暴力与症状也与髌骨骨折类似。但此处损伤比较少见。主要发生在儿童与青少年。常和髌韧带一起撕下一块胫骨结节的骨块。疼痛,肿胀和压痛部位在髌骨下方。髌骨触诊和X线检查显示完整,即可鉴别。

四、中医治疗

1. 辨证论治

(1)早期

【证候】局部压痛,关节内积血肿胀明显。舌红、苔薄白,脉弦。

【治法】活血祛瘀,消肿止痛。

【代表方】活血祛瘀汤加减。

(2)肝肾不足型

【证候】腰膝酸软,两目干涩,视物模糊,五心烦热,遗精盗汗,舌红,苔薄,脉细。

【治法】补益肝肾,强壮筋骨。

【代表方】六味地黄丸加减。

2. 整复手法及固定方法: 治疗髌骨骨折时,要求恢复伸膝装置的功能,并保持关节面的完整光滑,防止创伤性关节炎的发生。无移位的髌骨骨折,移位不大的裂纹骨折、星状骨折,可单纯采用抱膝圈固定膝关节于伸直位；横断骨折若移位在 1 cm 以内者，可采用手法整复，抱膝圈固定膝关节于伸直位；如移位较大的髌骨骨折，手法整复有困难者，可采用手术固定。

(1) 整复方法：患者平卧，先在无菌操作下抽吸关节腔及骨折断端间的血肿，后注入 1%普鲁卡因溶液 10～15 ml 作局部麻醉，术者以一手拇指及中指先捏挤远端向上推，并固定之；另一手拇指及中指捏挤近端上缘的内外两角，向下推挤，使骨折近端向远端对位。

(2) 固定方法：① 无移位型：抱膝圈或井字带或月牙形夹板固定于伸直位 4～6 周；② 移位型：分离移位小于 1 cm 可试行上法治疗，复位不满意则宜手术复位固定。尽可能避免切除髌骨。

3. 练功活动：在固定期间应逐步加强股四头肌舒缩活动，解除固定后，应逐步进行膝关节的屈伸锻炼。但在骨折未达到临床愈合之前，注意勿过度屈曲，避免将骨折处重新拉开。

五、西医治疗

1. 保守治疗

(1) 伸直位固定：以长腿石膏或者超关节夹板将膝关节固定于伸直位。

(2) 髌骨钳外固定：髌骨钳自基本骨折线上下将

骨折块向中央钳紧固定。

2. 手术治疗

(1) 髌骨周围缝合固定：利用不锈钢丝或粗丝线等绕髌骨周围环形或双半环形缝合。

(2) 髌骨固定：利用螺丝钉固定，或者经髌骨上下骨块纵形或横形转孔穿钢丝结扎固定。

(3) AO张力带缝合固定：固定应经髌骨的前方，使张力转变为压力。

(4) 聚髌器固定：利用记忆合金制成的聚髌器可将髌骨骨块自周缘向中央聚拢并维持复位。

(5) 髌骨部分切除或完全切除：对难以保留的髌骨上部或下部切除，将髌韧带或股四头肌缝合于保留的上部或下部髌骨断端，保持缝合部位后方平整。

六、预防与调护

1. 骨折术后的康复护理是治疗过程中不可缺少的一个重要环节，它可避免术后发生废用综合征，如：患肢肌肉萎缩、关节僵硬、肢体畸形，对髌骨骨折固定复位后患者尤为重要。髌骨骨折内固定术后应以主动功能练习为辅，注意动作协调、循序渐进，活动量由少到多，活动范围由小到大，切忌采取任何粗暴的被动活动。

2. 可行股四头肌的收缩练习。

3. 注重饮食调理，忌辛辣饮食，适当补充钙促进骨愈合。

踝部骨折*

踝关节由胫、腓骨下端和距骨组成。胫骨下端内侧向下的骨突称为内踝，其后缘向下突出者称为后踝，腓骨下端骨突构成外踝。外踝比较窄而长，位于内踝后约 1 cm、下约 0.5 cm，内踝的三角韧带也较外踝的腓距、腓跟韧带坚强，故阻止外翻的力量大，阻止内翻的力量小。内、外、后三踝构成踝穴，而距骨居于其中，称屈戌关节。胫腓骨下端之间被坚强而有弹性的下胫腓韧带连接在一起。距骨分体、颈、头三部，其体前宽后窄，其上面为鞍状关节面。当作背伸运动时，距骨体之宽部进入踝穴，腓骨外踝稍向外后侧分开，而踝穴较跖屈时能增宽 1.5～2 mm，以容纳距骨体，下胫腓韧带紧张，关节面之间紧贴，关节稳定，不易扭伤，但暴力太大仍可造成骨折。而踝关节处于跖屈位（如下楼梯或下坡）时，下胫腓韧带松弛，关节不稳定，容易发生扭伤。

一、病因病机

踝部损伤原因复杂，类型很多。韧带损伤、骨折和脱位可单独或同时发生。根据受伤姿势可分为内翻、外翻、外旋、纵向挤压、侧方挤压、跖屈和背伸等多种,其中以内翻损伤最多见,外翻损伤次之。

1. 内翻损伤: 从高处跌下,足底外缘着地;或步行在平路上,足底内侧踏在凸处,使足突然内翻。骨折时,内踝多为斜形骨折,外踝多为横形骨折;严重时可合并后踝骨折、距骨脱位。

2. 外翻损伤: 从高处跌下,足底内缘着地;或外踝受暴力打击,可引起踝关节强度外翻。骨折时,外踝多为斜形骨折,内踝多为横形骨折;严重时可合并后踝骨折、距骨脱位。

二、诊断依据

1. 有明显的外伤史。

2. 外伤后关节疼痛,活动受限。关节肿胀、淤血、畸形,有些可听到骨擦音。检查可在骨折处扪及局限性压痛。

3. 踝关节正位、侧位 X 线拍片可明确骨折的部位、类型、移位方向,必要时需检查腓骨全长。

三、鉴别诊断

1. 距骨骨折脱位: 多由高处跌下所致;压痛点在距骨,X 线片可协助鉴别。

2. 踝部韧带损伤：多由踝关节所扭伤所致；肿痛，压痛点在内踝下方或外踝的前下或下方；无骨擦音和畸形；X线摄片可排除骨折。

四、中医治疗

1. 辨证论治

（1）初期

【证候】局部压痛。舌质淡，苔薄白，脉弦。

【治法】活血祛瘀，消肿止痛。

【代表方】桃红四物汤加减。

（2）瘀血凝滞型

【证候】断骨已正，骨折未愈，伤处疼痛拒按加重，功能活动障碍。舌质红或有瘀点，苔白，脉弦。

【治法】和营生新，接骨续筋。

【代表方】壮筋养血汤加减。

（3）肝肾不足型

【证候】头晕耳鸣，腰膝酸软，两目干涩，视物模糊，五心烦热，遗精盗汗。舌红，苔薄，脉细数。

【治法】补益肝肾，强壮筋骨。

【代表方】独活寄生汤加减。

2. 其他疗法：无移位骨折仅将踝关节固定在0°中立位4～6周即可，有移位的骨折脱位应予以整复。

（1）整复方法：患者平卧屈膝，助手抱住其大腿，术者握其足跟和足背作顺势拔伸，外翻损伤使踝部内翻，内翻损伤使踝部外翻。如有胫腓联合分离，可在内外两踝部加以挤压；如后踝骨折合并距骨后脱位，可用一手握胫骨下段向后推，另一手握前足向前提，并徐徐将踝关节背伸。利用紧张的关节囊将后踝拉下，或利用长袜套套住整个下肢，下端超过足尖20 cm，用绳结扎，作悬吊滑动牵引，使后踝逐渐复位。总之，要根据受伤机制和损伤类型并分析 X 线照片，以酌定其整复手法。

(2) 固定方法：先在内外踝的上方各放一塔形垫，下方各放一梯形垫，用五块夹板进行固定。其中内、外、后板上自小腿上 1/3，下平足跟，前内侧及前外侧夹板较窄，其长度上起胫骨结节，下至踝关节上。夹板必须塑形，使内翻骨折固定在外翻位，使外翻骨折固定在内翻位。最后可加用踝关节活动夹板（铝制或木制），将踝关节固定于 0°中立位 4～6 周。

五、西医治疗

1. 对无移位的踝部骨折，可以石膏固定 6～8 周，并早期行肢体锻炼。

2. 对有移位或复位后仍有移位的骨折及脱位，应行手术切开复位内固定，要求做到：① 踝穴要求解剖对位，对关节内的骨及软骨碎片必须清除；② 内固定必须坚强，以便早期功能锻炼。

六、预防与调护

1. 保持良好的心态，掌握用科学的手段防治疾病；配合医生治疗，减少复发。

2. 注意饮食，适当补充钙，慎用辛辣饮食。

3. 劳动或走路时要避免挫伤，避免跌倒。

跟骨骨折*

正常足底是三点负重，在跟骨、第一跖骨头和第五跖骨头三点组成的负重面上，跟骨和距骨组成纵弓的后臂，负担60%的重量。通过跟距关节可使足有内收、内翻或外展、外翻的作用，以适应在凹凸不平的道路上行走。跟骨结节为跟腱附着处，腓肠肌、比目鱼肌收缩，可作强有力的跖屈动作，跟骨结节上缘与跟距关节面成30°～45°的结节关节角，为跟距关节的一个重要标志。

一、病因病机

跟骨骨折多由传达暴力造成。从高处坠下或跳下时，足跟部先着地，身体重力从距骨下传至跟骨，地面的反作用力从跟骨负重点上传至跟骨体，使跟骨被压缩或劈开,亦有少数因跟腱牵拉而致撕脱骨折。跟骨骨折后常有足纵弓塌陷,结节关节角减小、消失或成负角。影响足弓后臂,从而减弱了跖屈的力量及足纵弓的弹簧作用。

二、诊断依据

1. 有明显的外伤史。

2. 伤后跟部肿胀、淤斑、疼痛、压痛明显,足跟部横径增宽,严重者足弓变平。

3. 跟骨X线侧位、轴位照片可明确骨折类型、程度和移位方向。轴位照片还能显示距骨下关节和载距突。

三、鉴别诊断

1. 距骨骨折: 肿痛、淤斑、压痛均位于踝关节前方或后方。骨折并脱位时可在踝前或后方扪及凸出之骨质。X线摄片可帮助鉴别。

2. 踝部骨折: 疼痛、肿胀多位于内外踝部,存在内或外翻严重畸形。X线检查可帮助鉴别。

四、中医治疗

1. 辨证论治

(1) 初期

【证候】局部压痛。舌质淡,苔薄白,脉弦。

【治法】活血祛瘀,消肿止痛。

【代表方】桃红四物汤加减。

(2) 中后期

【证候】足跟部疼痛未愈,伤处疼痛仍剧烈。舌质红或有瘀点,苔白,脉弦。

【治法】和营生新,接骨续筋。

【代表方】新伤续断汤加减。

2. 其他疗法: 跟骨骨折治疗的重点是恢复跟距关节的对位关系和结节关节角,并注意矫正跟骨体增宽。对无移位的骨折,仅外敷活血化瘀、消肿止痛的中药加压包扎制动,3～4 周后逐渐练功负重,有移位的骨折应尽可能复位。

(1) 整复方法

1) 不波及跟距关节面的跟骨骨折:跟骨结节纵形骨折的骨折块一般移位不大,予以挤按对位即可。跟骨结节横形骨折是一种撕脱性骨折,若骨折块大且向上移位者,可在适当麻醉下,患者取俯卧位,屈膝,助手尽量使足跖屈,术者以两手拇指在跟腱两侧用力推挤骨折块,使其复位。骨折线不通过关节面的跟骨骨折,若跟骨体后部同跟骨结节向后向上移位,应予充分矫正。患者仰卧,屈膝 90°,助手固定其小腿,术者两手指相交叉于足底,手掌紧扣跟骨两侧,用力矫正骨折的侧方移位和跟骨体的增宽，同时尽量向下牵引以恢复正常的结节关节角。

2）波及跟距关节面的跟骨骨折：对有关节面塌陷，粉碎而移位较多者，可用手掌扣挤足跟，尽量矫正跟骨体增宽，手法宜稳，在摇晃足跟时，同时向下用力，以尽可能纠正结节关节角。

（2）固定方法：无移位骨折一般不作固定。对有移位的跟骨结节横形骨折，接近跟距关节骨折及波及跟距关节面未用钢针固定者，可用夹板固定。即在夹板两侧各置一棒形压垫，用小腿两侧弧形夹板作超踝关节固定，前面用一弓形夹板维持患足于跖屈位，小腿后侧弓形板下端抵于跟骨结节之上缘，足底放一平足垫，一般固定。

（3）练功活动：骨折经复位固定后，即可作膝及足趾屈伸活动，待肿胀稍消减后，可扶双拐下地不负重行走。并在夹板固定下进行足部活动，关节面可自行模造而恢复部分关节功能。

五、西医治疗

1. 保守治疗：对不波及跟距关节的骨折，若骨折移位不明显，可行石膏外固定。

2. 手术治疗：① 切开复位内固定术：内固定钢板选择解剖钢板；可使患者早期功能锻炼。② 关节融合术：严重粉碎性骨折，患者年轻对功能要求较高，切开难以达到关节面解剖复位，非手术治疗又可能遗留跟骨畸形而影响功能，可考虑关节融合术。

六、预防与调护

1. 保持良好的心态，掌握用科学的手段防治疾病；配合医生治疗。

2. 急性期宜休息，并抬高患肢。

3. 注重饮食调理，忌辛辣饮食，适当补充钙促进骨愈合。

踝部扭伤*

踝关节扭挫伤甚为常见，可发生于任何年龄，但以青壮年较多。多因踝关节突然受到过度的内翻或外翻暴力引起，如行走或跑步时踏在不平的地面上，上下楼梯、走坡路时不慎失足踩空，或骑车、踢球等运动中不慎跌倒，使踝关节突然过度内翻或外翻而产生踝部扭伤。

一、病因病机

踝关节扭挫伤甚为常见，可发生于任何年龄，但以青壮年较多。多因踝关节突然受到过度的内翻或外翻暴力引起，如行走或跑步时踏在不平的地面上，上下楼梯、走坡路时不慎失足踩空，或骑车、踢球等运动中不慎跌倒，使踝关节突然过度内翻或外翻而产生踝部扭伤。

二、诊断依据

1. 有明显的踝部外伤史。

2. 受伤后踝关节骤然出现肿胀、疼痛，不能走路或尚可勉强行走，但疼痛加剧，局部压痛，韧带牵提试验阳性。伤后二三天局部可出现淤斑。

3. 内翻扭伤时，在外踝前下方肿胀、压痛明显，若将足部作内翻动作时，则外踝前下方发生剧痛；外翻扭伤时，在内踝前下方肿胀、压痛明显，若将足部作外翻动作时，则内踝前下方发生剧痛。

4. X线检查未见骨折。

三、鉴别诊断

由于踝关节韧带损伤时，因外力程度的不同，既可导致踝关节撕脱性骨折，应予仔细鉴别。

第5跖骨基底部撕脱骨折：本病与踝关节外侧列韧带扭伤的机制相似。是由于暴力使足突然旋后时，腓骨短肌受到牵拉，引起第5跖骨基底部撕脱骨折。

检查时,在第 5 跖骨基底部可有明显压痛。X 线足部正斜位片可确诊。

四、中医治疗

1. 辨证论治

(1) 初期

【证候】局部压痛。舌质淡,苔薄白,脉弦。

【治法】活血祛瘀,消肿止痛。

【代表方】活血止痛汤加减。

(2) 中期

【证候】伤处未愈,疼痛仍剧烈,功能活动障碍。舌质红或有瘀点,苔白,脉弦。

【治法】壮筋骨,和营血,祛瘀生新。

【代表方】散瘀和伤汤加减。

(3) 后期

【证候】肌肉关节疼痛,肢体屈伸不利,或肢体沉重、麻木不仁。舌红,苔薄,脉细。

【治法】舒经活络,温经止痛。

【代表方】舒筋汤加减。

2. 手法理筋: 对单纯韧带扭伤或韧带部分撕裂者,可进行理筋。瘀肿严重者,则不宜重手法。患者平卧,术者一手托住足跟,一手握住足尖,缓缓作踝关节的背伸、跖屈及内翻、外翻动作,然后用两掌心对握内外踝，轻轻用力按压，有散肿止痛作用。并由下而上理顺筋络，反复进行数遍，再于商丘、解溪、丘墟、昆仑、太溪、足三里等穴按摩。

3. 练功活动：固定期间作足趾伸屈活动；解除固定后开始锻炼踝关节的伸屈功能，并逐步练习行走。

五、西医治疗

1. 外侧副韧带损伤

（1）单纯、稳定的外侧副韧带损伤：可通过制动、固定治疗，足外翻位、踝背屈位“8”字绷带加压包扎制动或者石膏固定。

（2）不稳定的外侧副韧带损伤：建议手术治疗。缝合撕裂韧带的末端；如韧带从骨质上撕脱时，将韧带缝于邻近的腱膜组织上，或者在骨上转孔缝合，或者采用锚钉重建止点缝合；如为撕脱性骨折时，以可吸收缝线缝合固定，或者小螺钉固定，亦可行克氏针与钢丝张力带固定。

2. 三角韧带损伤

（1）单纯、稳定的三角韧带损伤：可通过制动、固定治疗。足内翻位、踝背屈位“8”字绷带加压包扎制动或者石膏固定。

（2）不稳定的外侧副韧带损伤：建议手术治疗。

手术探查三角韧带，缝合撕裂韧带的末端；如从止点上撕裂，可以考虑锚钉重建。

3. 下胫腓韧带损伤： 可考虑手术治疗，AO 推荐的固定物为 1～2 枚直径 3.5～4.5 mm 的皮质骨螺钉紧靠下胫腓的上方。一般建议术后 12 周取出下胫腓固定螺钉。

六、预防与调护

1. 保持良好的心态，掌握用科学的手段防治疾病；配合医生治疗，减少复发。

2. 踝部扭挫伤早期，瘀肿严重者可局部冷敷，忌手法按摩。踝关节的严重扭伤、韧带撕裂伤，易造成韧带松弛，要注意避免反复扭伤以免形成习惯性踝关节扭伤。

跟　痛　症*

跟痛症是以足跟部疼痛而命名的疾病，是指跟骨结节周围由慢性劳损所引起的以疼痛及行走困难为主的病症，常伴有跟骨结节部骨刺形成。本病多见于 40～60 岁的中老年及肥胖之人。临床跟痛症常伴有骨刺形成，但足跟痛的程度与骨刺的大小不成正比，而与骨刺的方向有关。如骨刺斜向下方则常有疼痛，若骨刺与跟骨平行，可没有症状。引起跟痛症的原因虽有多种，但主要的病因是跖腱膜或跟腱附着处的慢性炎症。

一、病因病机

1. 跟腱止点滑囊炎： 主要因穿鞋摩擦所致，尤其是女性经常穿高跟鞋，鞋的后面与跟骨结节之间反复摩擦，导致跟骨结节处滑囊发生慢性无菌性炎症，使滑囊增大，囊壁增厚，发生本病。

2. 跟骨下脂肪垫炎： 一般患者有外伤史，多因走路时不小心，足跟部被高低不平的路面或小石子硌伤，引起跟骨负重点下方脂肪组织损伤，局部充血、水肿、增生。

3. 跟骨骨骺炎： 本症只发生于跟骨骨骺出现到闭合这段时间内，跟骨第二骨化中心从 6～7 岁出现，13～14 岁逐渐闭合，所以本病多发生在少年发育生长期。

4. 跖筋膜炎： 本病因长期的职业关系站立在硬地面工作，或因扁平足，使距腱膜长期处于紧张状态，在其起点处因反复牵拉发生充血、渗出，日久则骨质增生，形成骨刺。

5. 肾虚性跟痛症： 年老体弱或久病卧床，肾气虚衰，则骨萎筋弛，现代医学认为久病卧床，足跟部因不经常负重而发生退行性变，皮肤变薄，跟下脂肪垫部分萎缩，骨骼发生脱钙变化而致。

二、诊断依据

1. 起病缓慢，多为一侧发病，可有数月或数年的病史，无明显外伤史。

2. 足跟部疼痛，行走加重。典型者晨起后站立或久坐起身站立时足跟部疼痛剧烈，行走片刻后疼痛减轻，但行走或站立过久疼痛又加重。跟骨的跖面和侧面有压痛，局部无明显肿胀。若跟骨骨质增生较大时，可触及骨性隆起。

3. X线摄片常见有骨质增生，但临床表现常与X线征象不符，不成正比，有骨质增生者可无症状，有症状者可无骨质增生。

三、鉴别诊断

1. 跟骨骨髓炎： 跟骨骨髓炎虽有跟痛症状，但局部可有明显的红肿热痛等急性感染的征象，严重者伴有高热等全身症状。化验和X线检查可确立诊断。

2. 跟骨结核： 本病多发于青少年，局部症状明显，肿痛范围较大，全身情况差，并有低热盗汗、疲乏无力、食欲不振等，化验及X线检查可鉴别之。

四、中医治疗

1. 辨证论治

(1) 初期

【证候】局部压痛。舌质淡,苔薄白,脉弦。

【治法】活血祛瘀,消肿止痛。

【代表方】桃红四物汤加减。

(2) 中后期

【证候】足跟部疼痛未愈,伤处疼痛仍剧烈。舌质红或有瘀点,苔白,脉弦。

【治法】和营生新,接骨续筋。

【代表方】新伤续断汤加减。

2. 其他疗法:包括中药外敷、中药熏洗及推拿治疗。

五、西医治疗

1. 可采用矫形鞋垫。
2. 局部热敷理疗。
3. 局部封闭治疗。

六、预防与调护

1. 保持良好的心态,掌握用科学的手段防治疾病;配合医生治疗,减少复发。

2. 急性期宜休息,并抬高患肢,症状好转后仍宜减少步行,鞋以宽松为宜,并在患足鞋内放置海绵垫,以减少足部压力。

3. 跖筋膜炎患者在急性期期间应注意适当的休息,减少负重,控制剧烈运动。症状缓解后,逐渐进行足底部肌肉的收缩锻炼,以增强足底肌的肌力。

4. 注意局部保暖,避免寒冷刺激。

腰椎管狭窄症*

腰椎管狭窄症是由于黄韧带肥厚增生、小关节增生内聚、椎间盘膨隆突出、骨性退变导致的腰椎中央管、神经根管或侧隐窝狭窄引起其中内容物——马尾、神经根受压而出现相应的神经功能障碍,有原发性和继发性两种类型。在临床上,腰椎管狭窄症是引起腰痛或腰腿痛最常见的疾病之一。其主要临床特点是神经性间歇性跛行,以及臀部、大腿、小腿的无力和不适,在行走或后伸后加重,另一临床特点是鞍区(会阴部)感觉异常和大小便功能异常。

一、病因病机

原发性多为先天性所致,是椎管本身由于先天性或发育性因素而致的腰椎椎管狭窄,表现为腰椎管的前后径和横径均匀一致性狭窄。此类型临床较为少见。继发性多为后天所致。其中退行性变是主要发病原因，中年以后腰椎发生退行性改变，如腰椎骨质增生，黄韧带及椎板肥厚、小关节突增生或肥大，关节突关节松动，椎体间失稳等均可使腰椎椎管内径缩小，椎管容积变小，达到一定程度后可引起脊神经根或马尾神经受挤压而发病。

原发性和继发性两种因素常常相互联系，相互影响。即在先天发育不良，椎管较为狭小的基础上再发生各种退变性因素，使椎管容积进一步狭小而导致本病。这种混合型的腰椎椎管狭窄症临床比较多见；此外，还有其他因素导致的椎管狭窄，如陈旧性腰椎间盘突出、脊椎滑脱、腰椎骨折脱位复位不良、脊柱融合术后或椎板切除术后等也可引起腰椎管狭窄。

二、诊断依据

1. 有慢性腰痛史，部分患者有外伤史。

2. 长期反复的腰腿痛和间歇性跛行，腰痛在前屈时减轻，在后伸时加重，腿痛多为双侧，可交替出现，站立和行走时腰腿痛或麻木无力，疼痛和跛行逐渐加重，休息后好转，严重者可引起尿频或排尿困难。

3. 下肢肌萎缩，腱反射减弱，腰过伸试验阳性。

4. 腰椎 X 片检查有助于诊断，脊髓造影、CT 和

MRI 检查有重要的诊断意义。

三、鉴别诊断

1. 血栓闭塞性脉管炎： 属于缓慢性进行性动脉、静脉同时受累的全身性疾病，表现为下肢麻木、酸胀、疼痛和间歇性跛行，足背动脉和胫后动脉搏动减弱或消失，后期可产生肢体的远端溃疡或坏死；腰椎椎管狭窄症的患者，其足背、胫后动脉搏动是良好的，不会发生坏死。

2. 腰椎间盘突出症： 多见于青壮年，起病较急，有反复发作病史，腰痛和放射性腿痛。体征上多有脊柱侧弯、平腰畸形，在下腰部棘突旁压痛，并向一侧下肢放射，直腿抬高试验和加强试验阳性；腰椎椎管狭窄症多见于 40 岁以上中年人，起病缓慢，与中央型椎间盘突出症的突然发病不同。主要症状是腰腿痛和马尾间歇性跛行，腰部后伸受限，并引起小腿疼痛，其症状和体征往往不一致。

四、中医治疗

1. 辨证论治

(1) 肾阳虚型

【证候】畏寒肢冷，腰膝软弱，阳痿遗精，或阳衰无子，或饮食减少，大便不实，或小便自遗。舌淡苔白，脉沉而迟。

【治法】温肾助阳。

【代表方】右归丸加减。

(2) 肾阴虚型

【证候】腰痛而酸软,喜按喜揉,足膝无力,遇劳更甚,卧则减轻,常反复发作。脉沉细或细数。

【治法】滋补肾阴。

【例方】左归丸加减。

(3) 寒湿型

【证候】腰部冷痛重着,转则不利,静卧不减,阴雨天加重。舌苔白腻,脉沉。

【治法】散寒祛温,温通经络。

【例方】甘姜苓术汤加减。

(4) 湿热型

【证候】腰痛处伴有热感,热天或雨天疼痛加重,活动后可减轻,尿赤。舌苔黄腻,脉滑数。

【治法】清热利湿,舒筋通络。

【例方】四妙散加减。

(5) 瘀血阻滞型

【证候】腰痛如刺,痛有定处,痛处拒按,日轻夜重,轻者俯仰不便,重则不能转侧。舌质暗紫,或有瘀斑,脉涩。

【治法】活血化瘀,通络止痛。

【例方】身痛逐瘀汤加减。

2. 其他疗法

（1）理筋手法：一般可采用按、揉、擦、点压、提拿等手法，配合斜扳法，以舒筋活络、疏散瘀血、松解粘连，使症状得以缓解或消失。手法宜轻柔，禁止用强烈的旋转手法，以防病情加重。患者俯卧位，术者从腰骶部沿督脉、膀胱经向下，经臀部、大腿后部、腘窝部至小腿后部上下往返用掌根按揉、擦法；然后点按腰阳关、肾俞、大肠俞、次髎、环跳、承扶、殷门、委中、承山等穴；弹拨、提拿腰骶部两侧的骶脊肌及腿部肌肉。患者仰卧位，术者从大腿前、小腿外侧直至足背上下往返用掌揉、擦法；再点按髀关、伏兔、血海、风市、阳陵泉、足三里、绝骨、解溪等穴；弹拨、提拿腿部肌肉。一助手握住患者腋下，一助手握住患者两踝部，两人对抗牵引，术者两手交叠在一起置于腰骶部行按压抖动，一般要求抖动20～30次。

（2）针灸：针刺肾俞、命门及下肢有关穴位，或用水针疗法。

（3）练功疗法：腰腿痛症状减轻后，应积极进行腰背肌的功能锻炼，可采用飞燕点水、五点支撑练功，以增强腰部肌力；练习行走、下坐、蹬空、侧卧外摆等动作，以增强腿部肌力。

五、西医治疗

1. 非手术治疗: 急性症状加重者,可予卧床休息、腰部理疗等有助于水肿消退。对于慢性腰椎管狭窄患者,指导练习腹肌,恢复腰椎生理性前突以缓解症状。

2. 手术治疗: 手术方法是减压术,或同时行减压、融合术,有时加固定的稳定手术。

六、预防与调护

1. 保持良好的心态,掌握用科学的手段防治疾病;配合医生治疗,减少复发。

2. 急性期应卧床休息 2~3 周。症状严重者可佩戴腰围,以固定腰部,减少后伸活动。腰部勿受风寒、勿劳累。后期要行腰背肌、腰肌及腰屈曲功能锻炼,以增强腰椎稳定性,改善症状。行手术治疗者,术后卧床休息 1~2 个月,若行植骨融合术者,应待植骨愈合,然后进行腰部功能锻炼,以巩固疗效。

名中医经验*

石 氏 伤 科

上海石氏伤科是我国骨伤科一大著名流派，相传至今已有140余年的历史，闻名遐迩。石氏伤科原籍江苏无锡前州镇石家宕，肇始于清道光年间石兰亭先生，第二代石晓山(1859—1928)于1870年随父迁沪，学习医术。后设诊所在老城厢，渐起声誉；又善与同道交流，对各科的理论和治疗都有一定认识并充实于伤科临证，是石氏伤科的奠基者。第三代传人石晓山先生长子石颂平伤科又兼外科，惜于20世纪20年代初英年早逝；次子石筱山、幼子石幼山就读于当时的中医院校，又随父习作襄诊，30年代初昆仲诊所迁至当时的法租界后业务兴旺，为沪上有影响的伤科医家；临证同时带徒授业，50年代中期成立上海中医学院后，承担伤科的主要教学工作，诊务之余撰写治伤经验的文章，考察伤科发展的历史与编选医案，使石氏伤科成为较为完整的学术流派。2007年，“石氏伤科”被列入上海市第一批非物质文化遗产名录，2008

年被列为国家非物质文化遗产。

石氏伤科在理论上，遵从“十三科一理贯之”的整体观念，强调气血兼顾，内外结合，提出了“以气为主，以血为先；筋骨并重，内合肝肾；调治兼邪，独重痰湿；勘审虚实，施以补泻”的学术观点。

石氏认为，伤科疾病，不论在脏腑、经络（脉），或在皮肉、筋骨，都离不开气血。气血之于形体，无处不到。然而形体的抗拒外力，百节的能以屈伸活动，气之充也；血化液濡筋，成髓养骨，也是依靠气的作用；所以气血兼顾而宜“以气为主”。不过积瘕阻道，妨碍气行，又当祛瘀，则应“以血为先”。临床所见，症情变化多端，必须随机应变，“以气为主”是常法，“以血为先”是变法。凡外伤疾病，从现象上看来是受外来暴力所造成，而实际上，不健康的身体虽受轻微之外力，亦能引起伤筋伤骨，年老体弱者，肝肾精血较衰，稍受外伤，即易发生骨折，而且骨折后愈合较差，这就是肝肾不足的关系。青年人肝血肾精旺盛，也就不容易外伤筋骨，即使伤了也容易恢复。肝血肾精盛，筋骨亦强劲有力，肝血肾精衰退时，筋骨也随之衰退。石氏对伤科的“兼邪”施治，心得尤多。损伤气血自属气脉闭塞，更易于痰聚为患。在痰邪的论治中，石氏结合损伤的特点，特别强调与脾肾的关系。张介宾曾指出：“夫痰即水也，其本在肾，其标在脾。”故主张其治宜温补肾阳，宗前贤之说，石氏治理痰邪亦每将化散之法与温补脾肾之阳相结合。以自拟化散痰湿之方牛蒡子汤。石氏临证精于辨证，勘审虚实。常曰：凡初损之后，日渐由实转虚，或虚中夹实，此时纵有实候可言，亦多为宿痕也；而气多呈虚象，即使损伤之初，气滞之时，亦已有耗气之趋向。故必着眼于一个“虚”字。指出伤损之后，实证阶段较短，虚证阶段则为时甚长。故理伤取攻逐之法是其变，用补益之法方为其本。至于补法的应用则是多样的。或先攻后补，或先补后攻，或攻中寓补，或攻前预补。临证虽可灵活多变，但万变不离其宗。

在手法上，石氏伤科也注重内外兼顾，整体调治。强调“稳而有劲、柔而灵活、细而正确”的准则。石氏认为，手法是医者诊断和治疗损伤的一种重要方法，指出“接骨前后亦须注意理筋，使之活动顺和”。提出了“拔、伸、捺、正、拽、搦、端、提、按、揉、摇、抖(转)”的十二字手法。

目前，其子侄门人在他们的基础上，又有了新的发展，习各科之经典，各家之专长，结合现代骨伤特点运用于临床。他们主要有瑞清之子石纯农(1917—2004)，筱山之子石仰山，幼山之子石印玉、石鉴玉，其他门人施杞、诸方受、杨锦章、陆品兰、石关桐等均在各自的研究方面有了相当的成绩，或已成为国内骨伤学界的名家。目前，第五代传人、第六代传人均成长起来，部分已经成为当地骨伤专业的领军之人与业务骨干。

魏氏伤科

魏氏伤科，源于山东曹县，由著名中医骨伤科学家魏指薪教授于1925年来沪创立，是原上海八大伤科之一，至今已有近百年历史。魏氏伤科肇始于先祖魏西山，奠基于魏指薪。以后又经过其传人李国衡、施家忠等人的不断开拓和创新，并经魏氏伤科第三代传人等的努力，成为目前上海地区乃至全国均有很大影响的中医骨伤科流派之一。流派历代代表性传承人：第一代魏指薪；第二代施家忠、李国衡、魏淑英、魏淑云；第三代施荣庭、胡大佑、李飞跃。

魏氏伤科立足传统中医理论，依据中医骨伤科特点，注重整体观念，并吸收中医内外各科精华，融会贯通，经过长期的临床实践，形成了以魏氏特色理论、魏氏特色诊治、魏氏特色手法、魏氏特色用药等为一体的学术体系。

魏氏伤科强调整体观念，认为“肢体损于外，则气血伤于内，营卫有所不贯，脏腑由之不和”，强调内外并重，气血兼顾。创立了气血为先，筋骨并重；固摄脾胃，兼顾肝肾；注重手法，调复平衡的治伤理念。

魏氏伤科认为，“治伤之法，重在实效”。首重辨伤，明确硬伤、软伤、外伤、内伤，或其兼杂，分而治之。其次，理伤注重内外合治。治伤善逐瘀血，通经活络，和血正痛，又重固摄脾胃，护养胃气。第三，治伤注重手法。既强调手法作为检查手段，又十分注重治伤以手法正骨理筋，调复平衡。第四，疗伤善用导引以摇筋骨，动支节，舒筋通络，活血荣筋，祛风散寒，使机体血活气运神和。

魏氏伤科手法独具特色，包括检查手法和治疗手法。魏氏伤科手法作用，诚如魏老所言“能摸触其外，测知其内；能拨乱反正，正骨入穴，能使经筋恢复常度；能开气窍引血归经”。手法摸触检查诊断有“轻摸皮，重摸骨，不轻不重摸筋肌”的独特见解。治疗手法则重在正骨理筋，引血归经，调复平衡。手法具体操作时要求强调辨证施“法”及“手摸心会，拨乱反正”。同时根据《内经》缪刺理论，注重上下、左右对称施“法”，以使机体恢复平衡。

在方药应用上重视辨证施治，强调方证相应，并通过长期的临床实践经验积累，总结出了众多内服和外用验方，如三圣散、断骨丹、伤膏药、四肢洗方、蒸敷方、扶气丹、脑震伤散（菖麻安神片）、壮筋片、养血壮筋汤、川芎钩藤汤、二陈舒肺汤、柏子养心汤、行气通滞汤、伸筋活血汤、地龙汤、杜仲散、疲劳身痛汤、疏肝降气汤等一系列名方和验方。

魏氏伤科临证重视导引疗法，魏氏伤科定义导引疗法由呼吸运动与躯体运动相结合的或各自运动的保健和治病的外治法。魏氏伤科导引疗法可以归纳为活动肢体，动摇筋骨，自身按摩，擎手引气的形式。导引分损伤不同部位进行，包括躯体脊柱及四肢关节。

陆氏伤科

陆氏伤科是上海伤科八大家之一，由陆氏伤科先祖陆士逵于清顺治年间（公元1658年前后）创立于浙江宁波，曾被誉为“浙东伤科第一家”。传至六世，陆银华、陆铜华兄弟二人更享盛名。陆银华生性聪慧，熟读医典，早年曾从戎参加北伐，后弃官返甬，在宁波百丈街重操医业。灵活运用祖传经验，刻苦钻研，精益求精，成为享誉浙东的伤科一代名家。当地提及陆银华之名，自民国时期至今，几乎家喻户晓。

1937年陆银华携长女陆云响、女婿陆清帆应上海四明医院（曙光医院前身）邀请来沪行医。在上海成名后，女儿、女婿扎根上海发展，陆银华返回宁波继续从医。1967年病故。

陆清帆1953年进入同济医院（长征医院前身）工

作，与骨科元老屠开元及武术伤科大家王子平共事，兼任当时上海中医药学会伤科分会第一任会长。1958 年因病去世。

陆云响 1959 年应邀进上海市静安区中心医院工作，任中医伤科主任。陆云响尽得陆银华真传，继承了祖传独特的正骨复位之术和膏、丸、汤、散等验方，对治疗头部震伤、腰部疾患、泌尿系统等伤科疑难杂症有独到见解，自成一家。主张治病务求灵活，不墨守陈规，根据不同体质，审其阴阳，立足于经络学说，以气血为要，外重筋骨，内合肝肾，依据传统伤科理筋治伤之法和现代医学的研究成果，将祖传银质针用于脊柱躯干伤筋疾病，既重外治，又重内治，接骨手法娴熟，对颈肩腰腿痛等伤筋疾患及脑震荡等脏腑气血逆乱之证，重视辨证论治，每获立竿见影之奇效，名震于上海滩，时称"上海伤科八大家"之一。

陆云响 1981 年加入中国农工民主党，任静安区第五、六届政协委员。兼学西医解剖学、生理学，总结前人经验，扩大陆氏伤科影响。1982 年晋升副主任医师。1983 年应邀参加全国伤科学术会议进行学术交流，各地医疗单位派人前来学习。1985 年病故。其子陆念祖、女陆安琪得其心传。有正式门生谈勇茂、陈国利、黄雪妹 3 人。现陆安琪已退休，陈国利、黄雪妹定居国外。另外带教钱作尧等其他学生多人。

陆氏伤科广览群书，博及医源，精于《医宗金鉴》《伤科补要》《医林改错》《临证指南医案》，对叶天士、王清任等诸家学说领悟颇多，尤对伤科内伤之证治更多发明；陆氏伤科参以九针，创陆氏伤科银质针疗法，“以针代刀”，松解粘连，滑利关节，疗伤除痹，对伤科筋伤之证治更显神效。

陆氏伤科以医术、武术及银质针家传，练武养功，针药手法兼融，可谓“文武相济，刚柔自得”。经过350余年的发展、八代人的传承，形成了“内重气血，药物调治；外重筋骨，银针松解”“温针去痛，手法调理”“动静结合，导引康复”的学术思想。

陆氏伤科以银质针（原称长银针）为学术特色。陆氏伤科银质针系80%白银制成，针身直径为1 mm，约为普通不锈钢毫针的3倍，除针身长度7 cm、针柄长度3 cm这一特殊规格外，其余针柄长度均为6 cm，针身长度分别为9.5 cm，12.5 cm，14.5 cm和16 cm，共5种。针柄末端铸成圆球状，便于安装艾球(段)，不易脱落。银质针具有针身长而针体粗，容易刺及身体深部病变部位，针感刺激作用强；针尖圆而钝，避免刺伤血管、神经及骨膜；针身银质性韧而软，不易滞针或被肌筋过度收缩而折断等特点，体现“粗针重刺、长针深刺”的优势，具有“取远痹”“利关节”和“泻机关之水”的作用。临床以“循经取穴”“以痛为腧”和“功能运动中的痛点”相结合为取穴原则，配合针柄灸（温针灸），在伤科筋伤疾病的治疗上具有显著的疗效。

施 氏 伤 科

施氏伤科肇始于清代道光年间江苏海门施镇仓，融传统武术、整骨手法与中医内治、中药外敷于一体，悬壶济世，至今已历 180 余年。

自施镇仓开创施氏伤科流派，历经五世家传，至第五代施维智，名扬海内，1938 年悬壶沪上，誉列“上海伤科八大家”之一，荣膺首批“全国 500 名老中医”之一。施维智打破家传观念，广收门徒，其徒弟门人遍布各地。第六代代表性传承人吴云定、陈志文等，第七代代表性传承人陈建华、孙波、李麟平等，尽得真传，益加阐发，将施氏伤科经验传承发扬。

施氏伤科治伤强调“内外结合，三期论治”，推崇整体观和《正体类要》“十三科一理贯之”思想。认为肢体损伤，每能导致脏腑、经络、气血功能失调，因而治疗损伤性疾病，根据中医辨证规律分期进行内治用药，再佐以外治之法。

施氏雕琢经方，润色医业，50 年代末，开创性提出了“闭合性骨折三期施治”的论点：① 骨折初期，因骨折后经脉同时受伤，瘀血肿痛，故治以活血化瘀，行气止痛为主。② 骨折中期，肿势将要退尽，瘀血基本消散，骨折断端正在生长和接续，故治以和营续骨，舒筋通络为主。③ 骨折后期，断端已初步接续，但患肢的功能恢复较慢，出现局部肿胀或肌肉萎缩，故治以益气养血，温补肝肾，壮筋坚骨为主。

施氏伤科将腰腿痛辨为正虚邪实之证，分为急性发作期、缓解期和康复期三期论治。急性期辨风寒瘀孰甚，风甚者祛风，寒甚者散寒，瘀甚者化瘀；缓解期和营祛风；康复期分阴虚、阳虚，阴虚者育阴，阳虚者温肾。此外，在三期论治基础上，采用个体化评估和优化治疗，进一步提高临床疗效。对颈椎病的诊治，辨为痹证、眩晕、痿证等。属痹者，以疏风化湿为主，活血通络止痛为佐。属眩晕者，宜平肝熄风，重镇潜阳，活血化瘀，苦辛降逆。属痿者，以补益肝肾，益气养血为主，佐以疏风散寒之法。

施氏伤科对于髋、膝骨关节病等，根据病情，采用自制膏剂敷贴和中药内服的传统治疗方法。对于肩周炎，轻者练功治疗加膏剂敷贴，重者采用中西医结合的穴位注射治疗。对于类风关、强脊等风湿痹证，亦在传统中药内服外敷的基础上，根据病情采用穴位注射治疗和练功锻炼。

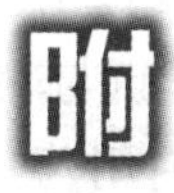

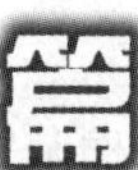

常见问题及参考答案

1．治疗骨折的四项原则是什么？

答：我国著名骨伤科专家方先之、尚天裕等博采各地中医骨科之长，运用现代科学知识和方法，编著《中西医结合治疗骨折》一书，提出“动静结合”（活动与固定结合）、“筋骨并重”（骨折与软组织损伤同样重视）、“内外兼治”（外治法与内用药，局部与全身相兼治疗）、“医患合作”（医生与患者相互合作）治疗骨折的四项原则，使骨折治疗提高到一个新水平，在国内外产生重大影响。

2．如何理解“气伤痛，形伤肿”？

答：《素问・阴阳应象大论》说“气伤痛，形伤肿”，又说“故先痛而后肿者，气伤形也；先肿而后痛者，形伤气也”。李中梓的注解是：“气喜宣通，气伤则壅闭不通，故痛；形为质象，形伤则稽留而不化，故肿。”气本无形，故郁滞则气聚，聚则似有形而实无质，气机不通之处，即伤病所在之处，必出现胀闷疼痛。形伤肿即指瘀血造成肿胀而言。血有形,形伤肿;瘀血留滞,局部出现肿胀。马莳注解说:“然其为肿为痛,复有相因之机,先有是痛而后肿者,盖以气先受伤而形亦受伤,谓之气伤形也;先有肿而后为痛者,盖以形先受伤,而气亦受伤,谓之形伤气也。形非气不充,气非形不生,形气相为依附,而病之相因者又如此。”气血之间有着不可分割的关系,临床上每多气血两伤,肿痛并见,但有所偏胜,或偏重伤气,或偏重伤血,以及先痛后肿,或先肿后痛等不同情况,故在治疗上常须理气活血同时并进。

3. 如何理解“肢体损于外,则气血伤于内,营卫有所不贯,脏腑由之不和”?

答: 人体的损伤,虽有外伤与内损之分,从表面上看,外伤似乎主要是皮肉筋骨的损伤,但人体受外力影响而遭受的局部损伤,每能导致脏腑、经络、气血的功能紊乱,因而一系列症状随之而来。《正体类要·序》说:“肢体损于外,则气血伤于内,营卫有所不贯,脏腑由之不和。”明确指出外伤与内损、局部与整体之间的关系是相互作用、相互影响的。所以在整个诊治过程中,应从整体观点出发,对气血、筋骨、脏腑、经络等之间的病理生理关系加以研究探讨,才能正确认识损伤的本质和病理现象的因果关系。

4. 何谓外伤和内伤？两者的关系如何？

答： 外伤是指皮、肉、筋、骨损伤，临床可分为骨折、脱位与伤筋；内伤是指脏腑损伤及损伤所引起的气血、经络、脏腑功能紊乱而出现的各种损伤内证。人体是一个内外统一的整体，从外伤来讲，皮肉裹于外，筋骨连续于内。因此，皮肉受损，筋骨可被伤害；反之，筋伤骨损，皮肉亦会受累。对内伤来讲，因经络为运行气血的通道，经络内属于脏腑，外络于肢节，而且五脏之道皆出于经隧，因此无论是伤气血或伤脏腑，均可导致经络阻滞；反之经络损伤亦可内传脏腑，经络运行阻滞必然引起气血、脏腑功能失调。同样外伤与内伤也是密切相关的，肢体虽受损于外，但会由外及内使气血伤于内，并可引起脏腑功能之不和，外伤较重时必然会出现许多内证。

5. 试述筋骨损伤的特殊症状及其发生的机制。

答： 筋骨损伤的特殊症状表现为：① 畸形：发生骨折或脱位时，由于暴力作用以及肌肉韧带的牵拉，常使骨端移位，出现肢体形状改变，而产生特殊畸形。② 骨擦音：骨折时，由于断端相互触碰或摩擦而产生，一般在检查骨折局部时用手触碰而偶然感觉到。③ 异常活动：受伤前不能活动的骨干部位，在骨折后出现屈曲旋转等不正常活动。④ 关节盂空虚：原来位于关节盂的骨端脱出，致使关节盂空虚，关节头处异常位置，这是脱位的特征。⑤ 弹性固定：脱位后，关节周围的肌肉痉挛收缩，可使脱位后骨端保持在特殊的位置，对该关节进行被动活动时，仍可轻微活动，但有弹性阻力，被动活动停止后，脱位的骨端又恢复原来的特殊位置。

6. 膝关节回旋挤压试验的检查步骤怎样进行？表明什么问题？

答： 又称麦克马瑞（Mc-Murray）试验、半月板弹响试验、回旋研磨试验。本试验是利用膝关节面的旋转和相互研磨动作来检查半月板是否有损伤。本法有两个动作，每个动作包括三种力量。操作方法是：嘱患者仰卧，先使膝关节最大屈曲，左手固定膝关节，右手握足踝上较细部，尽量用力使胫骨长轴外旋，左手在腓侧推挤使膝关节外翻，在此外旋外翻力量继续作用的同时，慢慢伸直膝关节。如果内侧有音响和疼痛，则证明内侧半月板有破裂。按上述原理作反方向动作，在膝关节内旋内翻的同时伸直膝关节，如果有音响和疼痛，则证明外侧半月板有破裂。

7. 搭肩试验如何检查？阳性征说明什么问题？

答： 主要是检查肩关节有无脱位，检查时先嘱患者屈肘,将手搭于对侧肩上,正常手能摸到对侧肩,肘内侧能紧贴胸壁,如手不能搭肩或肘不能贴胸壁均为阳性,说明肩关节可能有脱位。

8. 直腿抬高试验如何操作?

答: 患者仰卧位,两侧下肢伸直靠拢。嘱患者先将一侧下肢伸直抬高到最大限度,然后放回检查床面;再将另一侧下肢伸直抬高到最大限度,两侧作对比,正常时,腿和检查床面之间的角度约 80°。当任一侧腿抬高过程中现下肢放射性疼痛时,此为直腿抬高试验阳性。

9. 骨质增生有哪些 X 线表现?

答: 骨干皮质增厚,轮廓增粗,髓腔变窄;松质骨骨小梁增多增粗,甚至硬化致密失去其海绵状结构,另外,骨质外缘由于机构性刺激,有骨刺生长或骨赘形成。

10. 简述损伤初期行气消瘀法的适应证,常用方剂及注意事项。

答: 行气消瘀法是适用于损伤后气滞血瘀,局部肿痛,无里实热证,或有某些禁忌而不能猛攻急下者。常用的方剂有以消瘀活血为主的桃红四物汤等;以行气为主的柴胡疏肝散等;以及活血祛瘀、行气止痛并重的血府逐瘀汤等。临证可根据损伤的不同，或重于活血化瘀，或重于行气止痛，或活血行气并重。行气消瘀法属于消法，具有消散和消破的作用。行气消瘀方剂一般并不峻猛，如需逐瘀通下，可与攻下药配合。对素体虚弱或年老体虚、妊娠产后、月经期间、幼儿等不宜猛攻破散者，可遵王好古“虚人不宜下者，宜四物汤加穿山甲”之法治之。

11. 手法有什么禁忌证?

答: ① 骨伤科患者同时患有急性传染病，或不明原因高热，不能用骨伤合理解释者，不可冒然行手法治疗，应查清病因，以免贻误病情。② 生命体征不稳定，一般健康状况不良或患有严重内科疾病者。③ 精神病患者或对手法治疗不配合者，治之无功。④ 手法区域有严重皮肤病或化脓性感染者，手法可引起病情加重或炎症扩散。⑤ 妊娠三个月左右妇女患急、慢性腰痛者，手法治疗可能引起流产或胎动不安。⑥ 严重的开放性骨折、脱位者应首选手术治疗。⑦ 不稳定性脊柱骨折脱位，或伴有脊髓、神经及血管损伤，或重度脊椎滑脱者，禁止手法治疗。⑧ 肌腱、韧带完全断裂，主要的神经血管损伤者。⑨ 骨髓炎、脓肿、骨关节结核、骨肿瘤及血友病等患者。⑩ 手法治疗后如果患者出现不良反应，要立即停止手法治疗，查明原因。

12. 理筋手法有何种功效?

答: 理筋手法有活血散瘀、消肿止痛、舒筋活络、解除痉挛、理顺筋络、整复错位、松解粘连、通利关节、通经活络、祛风散寒等功效。

13. 良好的固定应该具备哪些标准?

答: 好的固定应达到以下标准:① 能达到良好的固定作用,对被固定肢体周围的软组织无损伤,保持损伤处正常血运,不影响正常愈合。② 能有效地固定骨折,消除不利于骨折愈合的旋转、剪切和成角外力,使骨折断端相对稳定,为骨折愈合创造有利条件。③ 对伤肢关节约束少,有利于早期功能活动。④ 对骨折复位后的残余移位有矫正作用。

14. 使用止血带有哪些注意事项? *

答: 止血带止血应注意下列事项:① 使用止血带止血以出血停止为度,不是越紧越好。② 止血带上好后要标明时间,一般 1 小时左右要放松 1 次,若出血停止则不必再用。出血未止者,3～5 分钟后再缚上,缚前伤口盖以无菌敷料,并压住伤口,以免过多渗血。③ 失血过多伤员在止血同时要配合输液、输血,预防休克、酸中毒等并发症。④ 严重挤压伤和远端肢体严重缺血者应慎用或忌用。

15. 清创时应注意什么?*

答: 充分显露创腔、彻底止血、彻底切除坏死组织、充分冲洗和引流。

16. 如何判断肢体远端血供障碍?*

答: 判断肢体远端血供障碍主要从以下几方面:① 患肢远端动脉搏动减弱或消失;② 远端皮肤因缺血或血供不足表现为苍白,皮温下降;③ 毛细血管充盈时间延长;④ 肢体远端疼痛;⑤ 感觉障碍;⑥ 运动障碍,肢体远端无活跃性出血。

17. 试述筋膜间隔区综合征的诊断要点。*

答: 筋膜间隔区综合征的诊断要点有

(1) 病史:患者有四肢骨折或较严重软组织损伤病史,伤后处理不当。

(2) 临床表现

1) 局部症状:① 疼痛:剧烈的疼痛可视为本征的最早而且可能是唯一的主诉。② 肤温升高;患处皮肤略红,肤温稍高。③ 肿胀:早期并不显著,但局部严重压痛,组织张力增高。④ 感觉异常:受累神经支配区感觉过敏或迟钝，晚期感觉消失。⑤ 肌力变化：初则减弱，进而功能逐渐消失。⑥ 患肢远侧脉搏和毛细血管充盈时间，初始正常；若任其发展，远侧脉搏逐渐微弱，肢体苍白或紫绀，直至无脉。

2）全身症状：发热、口渴、心烦、尿黄、脉搏增快、血压下降等，在肌肉已发生坏死后才出现。

3）物理检查：筋膜间隔区组织压测定，当舒张压与组织压之间的差只有 1.33～2.67 kPa 时，则有紧急切开深筋膜的指征。

4）影像学检查：超声多普勒检查，若出现肢体血循环受阻图象，可作为临床诊断参考。

5）实验室检查：① 血液化验：白细胞增多，血沉加快。② 严重时尿中出现肌红蛋白，电解质测定可见高钾低钠等现象。

总而言之，本征的临床表现可归纳为 5“P”症，即：① 由疼痛转为无痛（Painless）；② 苍白（Pallor）或紫绀、大理石花纹等；③ 感觉异常（Paresthesia）；④ 肌肉瘫痪（Paralysis）；⑤ 无脉（Pulselessness）。

18. 筋膜间隔区综合征采用切开减压法治疗时，如何掌握切开位置、范围、处理原则及注意事项？*

答：筋膜间隔区综合征采用切开减压法治疗时应

掌握：

（1）切开位置：沿肢体纵轴作切口，深部筋膜切口应与皮肤切口一致或略大，以便充分暴露肌肉组织。

（2）切开范围：应切开每一个受累的肌筋膜间隔区，小腿切开减压时，可将腓骨上 2/3 切开，以便将小腿 4 个筋膜间隔区充分切开。

（3）处理原则：尽量彻底清除坏死组织，消除感染病灶。切口创面可用凡士林纱布、生理盐水纱布或生肌橡皮膏加珍珠粉换药。如切口不大，可待其自行愈合或行二期缝合，若创面较大，肉芽新鲜，可采用植皮术以促进愈合。

（4）注意事项：严格无菌操作，预防破伤风和气性坏疽。切开后伤口不可行加压包扎，以防再度阻断血循环。注意观察伤口分泌物的颜色，并将分泌物送细菌培养，以便选用适当的抗生素。

19. 挤压综合征早期切开减张的适应证是什么？*

答：挤压综合征早期切开减张的适应证为：① 有明显挤压伤史者。② 有 1 个以上筋膜间隔区受累，局部张力高，明显肿胀，有水泡及相应的运动感觉障碍者。③ 尿液肌红蛋白试验阳性者。

20. 挤压综合征的截肢适应证是什么?*

挤压综合征的截肢适应证为：① 患肢可见无血运或有严重血运障碍,估计保留后无功能者。② 全身中毒症状严重,经切开减张等处理,不见症状缓解,并危及患者生命者。③ 伤肢并发特异性感染,如气性坏疽等。

21. 骨折的并发症有哪些?

答: 分为早期并发症及晚期并发症。

(1) 早期并发症：休克、感染、血管损伤、神经损伤、内脏损伤、缺血性肌挛缩、脊髓损伤、脂肪栓塞8种。

(2) 晚期并发症：坠积性肺炎、褥疮、尿路感染、骨化性肌炎、创伤性关节炎、缺血性骨坏死、关节僵硬、迟发性畸形8种。

22. 骨折的临床愈合标准是什么?

答: 骨折的临床愈合标准是：① 局部无压痛,无纵轴叩击痛。② 局部无异常活动。③ X线摄片显示骨折线模糊,有连续性骨痂通过骨折线。④ 在解除外固定情况下,上肢能平举1 kg达1 min,下肢能连续徒手步行3 min,并不少于30步。⑤ 连续观察两周骨折处不变形，则观察的第一日即为临床愈合日期。第二、第四项观察必须慎重，防止发生变形或再骨折。

23. 影响骨折愈合的治疗因素有哪些？

答：影响骨折愈合的治疗因素有：① 粗暴或反复多次的手法整复使骨端的血运破坏严重，影响骨折的愈合速度。② 治疗中若发生过度牵引，可因其牵引张力使机化血肿内的毛细血管受到绞窄，影响血供，也可使血肿机化过程中新形成的细胞层被撕开，致骨折端分离，失去接触，从而延迟骨折愈合。③ 不合理的固定，如固定范围不够、固定不牢、固定时间太短，都会在不同阶段增加骨折端的应力干扰，或造成骨折端接触不良。④ 不正确的练功活动，违反功能锻炼指导原则的活动，可以使骨折端间产生弯曲、扭转及剪切应力而影响骨折愈合。⑤ 手术操作的干扰，不必要地或粗糙地切开复位内固定，可以造成骨膜的广泛剥离，不仅影响骨折端的血运，也带来了感染的危险，影响骨折的愈合。

24. 什么是骨折迟缓愈合？什么是骨折不愈合？处理的原则是什么？

答：骨折迟缓愈合，是指骨折超过正常愈合时间较长，局部仍有压痛、纵轴叩击痛和异常活动，X线显示局部骨痂少，骨折线仍明显的异常情况。处理原则是寻找延缓愈合的原因，并加以解决，如切实固定、控制感染、防止过度牵引、适当的锻炼等。

骨折不愈合，是指骨折超过正常愈合时间较长，局部仍有异常活动，X线显示骨断端无连接，髓腔封闭，断端骨质硬化的异常情况。处理原则是手术植骨。

25. 试述桡骨远端骨折的复位标准。

答：桡骨远端骨折的复位标准是：① 桡骨远端背侧骨面无骨性突起；② 桡骨茎突应低于尺骨茎突 1～2 cm；③ 手不桡偏，手指活动良好；④ X线显示桡骨远端掌倾角在 10°～15°。

26. 何谓"掌倾角""尺倾角"？临床意义如何？

答：正常桡骨下端关节面向掌侧倾斜 10°～15°称掌倾角。由于桡骨茎突比尺骨茎突长约 1～1.5 cm，故桡骨下端关节面向尺侧倾斜 20°～25°称尺倾角。当桡骨远端发生骨折时，桡骨远端关节面角度发生改变，掌倾角或尺倾角遭到破坏，随之背侧面肌腱沟错位。如在整复时没有使骨折恢复到正常掌倾角、尺倾角的生理位置，骨折畸形愈合，可导致腕关节和手指的功能障碍，影响正常的功能活动。因此，在临床整复桡骨下端骨折时，应使桡骨与腕骨关节恢复到正常的解剖部位。

27. 腕舟骨骨折的原因是什么？影响骨折愈合的因素有哪些？常合并哪些病症？*

答：腕舟骨骨折主要是由间接暴力所致。当跌倒时，手掌在外展、桡偏、背伸位着地，地面冲击力由舟骨结节向上传导，舟骨被锐利的桡骨关节面的背侧缘或茎突缘撞击而发生骨折。

舟骨骨折治疗不当，可发生不愈合、创伤性关节炎、骨赘形成和晚期正中神经麻痹等病症。若能早期正确治疗，绝大多数均可得到满意的功能恢复。误诊时间长、固定方法不当、固定时间不够长或间断固定，是影响骨折不愈合的主要因素。

28. 股骨头、颈的血液供应的来源是什么？

答：股骨头、颈的血液供应有三个来源：

（1）圆韧带内的小动脉，它只供应股骨头少量血液，局限于股骨头凹窝部。

（2）股骨干的滋养动脉升支仅达股骨颈基底部。

（3）旋股内、外动脉的分支是股骨颈的主要血液供应来源。

29. 股骨颈骨折与股骨转子间骨折的区别

答: 区别要点见表 3-1。

表 3-1 股骨颈骨折与股骨转子间骨折鉴别要点

骨折	股骨颈骨折	股骨转子间骨折
年龄	60 岁	70 岁
畸形	中度外旋	明显外旋
外旋角度	45°～60°	90 °
局部肿胀	常无明显肿胀	肿胀明显
淤斑	少见淤斑	常有淤斑
关节囊	囊内骨折	囊外骨折
预后	骨不连、坏死	较好

30. 简述胫骨下 1/3 骨折造成迟缓愈合和骨不连的原因。*

答: 胫骨的营养血管由胫骨干上 1/3 的后方进入,在致密骨内下行一定距离,而后进入髓腔,胫骨下 1/3 又缺乏肌肉附着,故胫骨下 1/3 骨折后,往往因局部血液供应不良,而发生迟缓愈合或不愈合。

31. 简述跖骨行军骨折的原因。*

答: 跖骨行军骨折又称跖骨疲劳性骨折,多发生于第2、第3跖骨颈部，主要由于肌肉过度疲劳，足弓下陷，第2、第3跖骨头负重增加，超过骨皮质及骨小梁的负担能力，即逐渐发生骨折。

32. 治疗下肢骨骨折应注意哪些问题？

答：下肢的主要功能是负重和行走，需要良好的稳定性，两下肢要等长。因此，骨折的整复要求有良好的对线和对位。若成角畸形，将会影响肢体的承重力；若缩短在2 cm以上，就会出现跛行。

33. 试述髌骨骨折的原因及诊断方法。*

答：髌骨骨折多由直接暴力或间接暴力所造成，后者多见。直接暴力所致者，多呈粉碎型骨折；间接暴力所致者，由于膝关节在半屈曲位，股四头肌强力收缩，髌骨与股骨滑车顶点密切接触成为支点，多呈横行骨折。

髌骨骨折有明确的外伤史，局部肿胀、疼痛、膝关节不能自主伸直，常有皮下淤斑以及膝部皮肤擦伤，有分离移位时，可以摸到凹下呈沟状的骨折断端，可有骨擦音或异常活动。伸膝功能影响较少者，多为粉碎型骨折；伸膝功能丧失者，多为横断型骨折。膝关节侧、轴位X线摄片，可以明确骨折的类型和移位情况。

34. 跟骨骨折后遗症有哪些?*

答: 跟骨骨折后遗症有:

(1) 足跟变宽:骨折后跟骨横径增宽,导致穿鞋和行走困难。

(2) 跟骨增厚及骨刺:骨折引起跟骨粗隆下过度增厚和隆凸,隆凸的骨刺多为未能整复的移位骨片所致,常常导致负重时局部疼痛。

(3) 足跟外翻:跟骨纵行骨折,巨大的跟骨后外侧骨片向外侧移位,未能正确整复而畸形愈合,则引起足跟外翻。同时继发跗骨间关节劳损疼痛,使腓骨肌痉挛,产生损伤性扁平足,并使外翻畸形更加严重。

(4) 距下关节及跗骨间的创伤性关节炎:由于波及关节的骨折未能整复,或关节面粉碎不平所致,患者足部疼痛,行走困难。

(5) 跗骨周围黏连:由于骨折时出血,肿胀未能吸收,最后导致机化,引起跗骨周围黏连。

35. 脊柱骨折脱位的治疗原则是什么?

答: 首先应该注意到脊髓损伤及其后果,不要在搬运或治疗患者时造成截瘫,或使已有的瘫痪症状加重;处理神经损伤时,同时必须将脱位整复,解除任何压迫,并牢固地固定骨折。

36. 什么是外伤性截瘫？其分类如何？*

答：外伤性截瘫，是指因外界暴力造成的脊椎骨折脱位，进而引起脊髓损伤所致的瘫痪病症。

外伤性截瘫的分类，主要是根据脊髓损伤的情况、功能障碍的程度、损伤平面的高低，分类方法有：① 根据脊髓损伤的情况可分为：脊髓震荡、脊髓受压、脊髓断裂。② 根据功能障碍的程度可分为：暂时性功能障碍、不完全性功能障碍和完全性功能障碍。③ 根据脊髓损伤平面的高低可分为：高位截瘫，即损伤平面在颈膨大或其以上者，表现为上、下肢均瘫痪；低位截瘫，是指损伤平面在颈膨大以下者，仅表现为下肢的瘫痪。

37. 颈髓4,5,7横断损伤的临床表现如何？*

答：颈髓4横断称为高位横断损伤，由于颈2～4脊神经支配膈肌、肋间肌、腹肌的运动，因此，当颈髓4以上完全横断时，患者除表现为四肢瘫痪外，同时由于膈肌、肋间肌以及腹肌的瘫痪，而表现出呼吸困难，如不及时给予人工辅助呼吸，患者常因窒息而死。所以，将颈髓4横断损伤称为致命之处损伤。

颈髓5横断损伤较颈髓4的损伤平面低，并没伤及膈神经。所以，患者呈腹式呼吸，上肢则有部分区域性感觉和运动障碍。从锁骨以下的躯干及下肢瘫痪，感觉完全消失，称为四肢瘫痪。

颈髓7横断损伤而支配肱二头肌的颈髓5，6未受损，所以表现为患者上肢伸肘功能丧失，屈肘功能正常，呈典型的屈肘位瘫痪，躯干及下肢感觉和运动消失。

由于颈椎3～7是颈髓的扩张部，颈髓横断后，锥体束被损伤，导致大部分交感神经作用消失，患者出现损伤平面以下出汗功能丧失，体温调节功能失调，表现为体温随周围环境的温度变化而升降，夏有高温，冬有低温。因此，常是颈髓横断损伤的致死原因之一。

38. 新鲜性脱位的基本治疗方法有哪些？

答：新鲜性脱位的基本治疗方法有：① 麻醉：目的在于减轻患者痛苦、松弛肌肉，可选用针麻、中药麻醉及硬膜外麻醉，必要时施全身麻醉。② 手法复位：根据脱位的方向和位置，运用拔伸牵引、旋转屈伸、提按端挤等手法，利用杠杆原理将脱位的骨端轻巧地通过关节囊破裂口送回原位，并结合理筋手法、按摩推拿，理顺筋络，从而达到解剖复位。③ 手术复位：手法复位不成功时，考虑手术复位。④ 固定：脱位整复后，将伤肢固定于功能或关节稳定的位置，常用胶布、绷带、夹板、三角巾、托板固定，一般固定2～3周。⑤ 练功活动：复位后其他未固定的关节应开始作主动活动锻炼，受伤关节附近的肌肉也应作主动的舒缩活动，解除固定后，可逐步锻炼受伤关节。⑥ 药物治疗：根据辨证施以活血化瘀、和营生新、续筋接骨的内外用药。

39. 关节脱位采取手术复位的适应证是什么？*

答： 手术复位的适应证是：① 关节囊裂口与肌腱呈纽扣状，交锁脱位的骨端，而使手法整复失败者。② 脱位合并骨折或肌腱、韧带断裂者。③ 脱位并发严重血管神经损伤者。④ 开放性脱位。

40. 试述理筋手法在治疗伤筋时的操作要点。

答： 理筋手法在治疗伤筋时的操作要点是：① 新伤手法操作宜轻，陈伤手法操作宜重。手法轻时不宜虚浮，手法重时切忌粗暴，要求稳准有力，达到治疗目的。② 对骨节间微有错落不合缝或筋走、筋翻、肿痛强直者，可将受伤关节作一次或两次伸屈、旋转活动，其活动范围大致相当于该关节的生理活动限度，这样有利于筋络骨节的舒顺，又不致引起新的损伤，治疗后，患者即感觉疼痛减轻。③ 新伤局部血脉损伤，皮下出血，肿胀较重者，可用两拇指的螺纹部或掌根部作按法，即可使肿胀消散，且有压迫止血作用。④ 四肢关节重症伤筋及邻近关节的骨折等，剧烈肿痛势必阻碍局部关节的活动。当肿痛渐消，骨折渐愈之时，可用理筋手法协助患者将关节徐徐伸屈并旋转，操作时应以不加重局部疼痛为宜，切忌猛烈屈伸，加重局部损伤和影响恢复。

41. 慢性筋伤应与哪些病证鉴别？

答：慢性伤筋要与骨痨、骨肿瘤等相区别。虽然通过X线片可观察到骨痨、骨肿瘤所引起的骨骼破坏，但某些关节结核起自滑膜，病程进展缓慢，微肿疼痛，骨骼尚未明显破坏，往往难于早期明确诊断；某些良性或恶性骨肿瘤的早期，由于症状轻，骨骼变化不显著，也不易早期确诊。应对全身情况、局部症状及实验室检查等全面考虑，争取早期明确诊断。

42. 落枕与局部型颈椎病临床鉴别要点有哪些？

答：鉴别要点见表3－2。

表3－2 落枕与局部型颈椎病鉴别要点

鉴别要点	落枕	局部(颈)型颈椎病
发病时间	睡醒后	无明显规律
发病原因	睡觉时头颈姿势不正，枕头高度不当	常有低头工作劳损史
症状与体征	睡醒后一侧颈部疼痛，颈部活动受限，颈部肌肉痉挛，压痛，触及条索状改变	枕项部疼痛，颈部活动受限，颈部肌肉僵硬，反复出现“落枕”

43. 试述痹痛型、瘫痪型及眩晕型颈椎病的临床表现。

答：痹痛型颈椎病主要表现为：颈痛伴上肢放射性疼痛麻木，颈后伸时加重。颈部活动受限，受压神经根皮肤节段分布区感觉减弱，腱反射异常，肌力减退。神经根牵拉试验及压头试验多为阳性；瘫痪型颈椎病主要表现为：早期颈部无不适，下肢发紧，胸部有束带感，行走不稳，易跌倒，不能跨越障碍物。晚期出现受压脊髓节段以下感觉运动障碍，二便失禁或潴留，反射亢进，椎体束征阳性；眩晕型颈椎病主要表现为：颈性眩晕、头痛和猝倒史，且能除外眼源性及耳源性眩晕。

44. 试述肩关节周围炎与痹痛型颈椎病的鉴别诊断。

答：① 肩关节周围炎与痹痛型颈椎病都可出现肩臂部疼痛，但痹痛型颈椎病肩关节活动尚可，且无肩臂部压痛，而肩关节周围炎则肩关节活动受限，肩臂部压痛明显。② 肩关节周围炎的肩臂部疼痛与神经走行无关；痹痛型颈椎病的肩臂部疼痛与颈脊神经根分布区相一致。③ 肩关节周围炎 X 线检查多为阴性；痹痛型颈椎病 X 线片多出现椎体增生，钩椎关节增生，椎间隙变窄；椎间孔变小等变化。

45. 简述冈上肌腱炎、肩峰下滑囊炎、肱二头肌长头腱鞘炎的临床鉴别要点。*

答：冈上肌腱炎发病缓慢，肩外侧渐进性疼痛，上臂外展 60°～120°时肩部疼痛剧烈。检查时压痛点在肱骨大结节部或肩后冈上部，“疼痛弧”征阳性；肩峰下滑囊炎主要表现为肩峰下疼痛、压痛，但当肩外展至 90°时原肩峰下压痛处压痛不明显或消失；肱二头肌长头腱鞘炎疼痛、压痛以肱骨结节间沟为主，肱二头肌抗阻力屈肘时疼痛加重。

46. 试简述肱骨外上髁炎、肱骨内上髁炎、鹰嘴滑囊炎的诊断要点。*

答：肱骨外上髁炎表现为肘外侧疼痛、压痛，手掌向下持物时乏力，腕背伸抗阻试验和前臂旋后时患处出现疼痛明显加重。肱骨内上髁炎肿痛、压痛在肘内侧，屈腕抗阻试验疼痛较明显。鹰嘴滑囊炎表现为肘后侧肿痛、压痛，肘关节伸屈轻度受限。

47. 腱鞘囊肿的诊断要点是什么？*

答：诊断要点：① 腱鞘囊肿患者以青壮年和中年多见，女多于男。② 囊肿常发生于腕背部，偶有发生于前臂手腕的掌侧、踝前、足背等处。③ 表面光滑皮色不变,与皮肤不相连,局部温度正常,肿块基底固定或推之可移动、橡皮样硬或有囊性感,压痛轻微或无压痛。④ 发生于腘窝内者,直膝时可如鸡蛋大,屈膝时则在深处不易摸清楚。

48. 试述指屈肌腱腱鞘炎的临床表现特点。*

答: 指屈肌腱腱鞘炎的临床表现特点是:① 有手部劳损史,好发于拇指。② 拇指掌侧疼痛,手指活动不利,患指不能屈伸,用力屈伸时疼痛加重,并出现弹跳动作,有弹响。以晨起和劳动后症状较重,活动后或热敷后症状减轻。③ 压痛点在掌骨的掌侧面,可触及结节。

49. 腕管综合征的病理、诊断要点是什么?*

答: 腕管是由掌侧的腕横韧带与腕骨构成的骨—纤维隧道,内有正中神经、拇长屈肌等肌腱通过;如腕横韧带肥厚,腕部损伤引起腕管内水肿或血肿,腕管内肿瘤等原因可使腕管容积减少,压力增加,致使正中神经受压而发病。

腕管综合征是由于正中神经在腕管中受压,而引起以手指麻木乏力为主的症候群。主要症状是第1,2,3,4四个手指的麻木和刺痛,或呈烧灼样痛,患手握力减弱,握物端物时,偶有突然失手的情况。劳动后,入睡前,局部温度增高时,症状可加重。寒冷季节患指可有发冷、紫绀等改变。检查时,按压腕横韧带部或尽量背伸腕关节时,可使症状明显。病程长者可有大鱼际肌的萎缩。

50. 简述膝关节侧副韧带损伤、交叉韧带损伤、半月板损伤、膝关节创伤性滑膜炎的临床特点及各病的治疗原则。*

答:（1）膝关节侧副韧带损伤临床特点：膝关节肿胀、疼痛、功能障碍,呈半屈位。伤处压痛明显,侧向分离试验阳性。治疗原则：局部轻柔按摩以理顺筋膜和恢复轻微之错位,然后将膝关节功能位固定3～4周,并配合活血化瘀,理气止痛,和营通络中药内服、外用。完全断裂者,尽早作修补术。

（2）膝交叉韧带损伤临床特点：膝关节严重肿胀疼痛,被动活动时疼痛加剧。关节松弛不稳定,抽屉试验阳性。治疗原则：早期抽尽血肿,加压包扎后夹板或石膏功能位固定8～10周,并配合中药内服、外用。

（3）半月板损伤临床特点：膝关节剧烈肿胀疼痛,屈伸功能障碍。关节间隙处压痛,回旋挤压试验、研磨试验阳性。治疗原则：膝关节功能位固定

3～4 周，并禁止负重，配合理筋手法及中药内服、外用。

(4) 膝关节外伤性滑膜炎临床特点：膝关节肿胀、疼痛，伸屈受限，膝周压痛，浮髌试验阳性。治疗原则：积液较多者，穿刺抽出积液后加压包扎，并配合活血祛瘀，除湿通络中药内服、外用。

51. 试述抽屉试验的检查及结果判定方法。

答：(1) 检查方法：患者仰卧，髋、膝分别屈曲45°，90°，助手压住骨盆及患足背作固定，检查者双手环握小腿上段作向前或向后的推移动作。

(2) 结果判断：如胫骨平台前后移动超过0.5 cm，即为阳性，提示膝交叉韧带损伤。胫骨上段向前移动度明显增大，提示前交叉韧带松弛或断裂；胫骨上段向后移动度明显增大，提示后交叉韧带松弛或断裂。

52. 试述浮髌试验的检查方法及临床意义。

答：(1) 检查方法：检查者一手放在髌骨近端，并轻压，将髌上囊中的液体挤入关节腔，另一手的示、中指急迫按压髌骨。

(2) 结果判断：如感到髌骨碰击股骨，即为阳性，提示膝关节有积液。

53. 简述踝关节容易跖屈位内翻损伤的原因。*

答：踝关节由胫、腓骨下端和距骨组成。外踝比较窄而长，下极低于内踝 1 cm 左右；内踝的三角韧带较外踝的腓距、腓跟韧带坚强，故阻止外翻的力量大，阻止内翻的力量小。胫腓骨下端之间被坚强而有弹性的胫腓韧带连接在一起。距骨体前宽后窄，其上面为鞍状关节面，当作背伸运动时，距骨体之宽部进入踝穴，腓骨外踝稍向外后侧分开，而踝穴较跖屈时增宽，以容纳距骨体，此时下胫腓韧带紧张，关节面之间紧贴，关节稳定，不易扭伤。而踝关节处于跖屈位时，下胫腓韧带松弛，关节不稳定，容易发生扭伤。因此踝关节容易跖屈位内翻损伤。

54. 踝关节扭挫伤的临床表现如何？*

答：踝关节扭伤的临床表现有：

（1）踝部肿胀、疼痛，可出现跛行，伤后 2～3 日局部可见皮下瘀血。

（2）内翻扭伤时，在外踝前下方肿胀、压痛明显，若将足部作内翻动作时，则外踝前下方发生剧痛。

（3）外翻扭伤时，在内踝前下方肿胀、压痛明显，若将足部作外翻动作时，则内踝前下方发生剧痛。

（4）严重扭伤疑有韧带断裂或合并骨折脱位者，

应作与受伤姿势相同的内翻或外翻位X线摄片检查。一侧韧带撕裂往往显示患侧关节间隙增宽，下胫腓韧带断裂，可显示内外踝间距增宽。

55. 简述腰椎椎管狭窄症的辨证论治及与腰椎间盘突出症的主要临床鉴别点。

答： 腰椎椎管狭窄症有慢性腰痛史，部分患者有外伤史，多发于40岁以上体力劳动者。表现为长期反复的腰腿疼痛麻木和间歇性跛行。腰痛在前屈时减轻，后伸时加重。严重者可引起尿频和排尿困难。检查：腰过伸试验阳性。可有下肢肌肉萎缩，腱反射减弱。X线片示：腰椎间隙狭窄、骨质增生、椎体滑脱、小关节突肥大等改变，治疗可采用腰臀部理筋手法以舒筋通络，并采用补益肝肾、强壮筋骨、温通经络的中药治疗。经保守治疗效果不显著者，可考虑手术治疗。

腰椎间盘突出症与腰椎椎管狭窄症的主要临床鉴别点有：① 发病年龄：腰椎间盘突出症多见于青壮年；腰椎椎管狭窄症多发于40岁以上的中老年人。② 临床表现：腰椎间盘突出症间歇性跛行不明显，腰前屈活动时症状加重，一般症状、体征多相合；腰椎椎管狭窄症间歇性跛行明显，腰后伸活动时症状加重。一般主诉较重而临床体征少。③ 辅助检查：CT、核磁共振及椎管造影对鉴别有重要意义。

56. 试述腰椎间盘突出症与梨状肌综合征的临床鉴别诊断要点。

答：见表3-3。

表3-3 腰椎间盘突出症与梨状肌综合征鉴别要点

鉴别要点	腰椎间盘突出症	梨状肌综合征
症状	腰、腿痛	臀、腿痛
体征	椎旁压痛，感觉、运动改变	环跳穴处压痛，触及条索状硬结
特殊检查	直腿抬高试验及加强试验阳性	直腿抬高在60°以内受限明显，梨状肌紧张试验阳性

57. 试述腰椎间盘突出症与腰椎管狭窄症临床鉴别诊断要点。

答：见表3-4。

表3-4 腰椎间盘突出症与腰椎管狭窄症鉴别要点

鉴别要点	腰椎间盘突出症	腰椎管狭窄症
发症年龄	中、壮年	老年
症状	腰痛前屈时加重，腿痛在腹压增高时加重	后伸时腰痛加重，腿痛麻木为双侧性，间歇性跛行
体征	椎旁压痛，下肢感觉、运动改变	体征少
特殊检查方法	直腿抬高试验及加强试验阳性	腰过伸试验阳性

58. 简述腰椎间盘突出症的症状、体征及治疗方法。

答：腰椎间盘突出症是常见的腰腿痛疾患，好发于20～50岁的青壮年，男多于女，最易发生的部位是L4－5，L5～S1之间。

症状：① 多有不同程度的腰部外伤史。② 主要症状是腰部疼痛及下肢放射性疼痛，腰痛常在腰骶部附近。② 咳嗽、喷嚏、用力排便时，均可使神经根更加紧张而加重症状，步行、弯腰、伸膝起坐等牵拉神经根的动作，也可使疼痛加剧。③ 屈髋、屈膝卧床休息时疼痛减轻。

体征：① 有不同程度的脊柱侧弯，多数突向患侧。② 腰生理前突减少或消失。③ 直腿抬高试验阳性。④ 在腰椎下段棘突旁和棘突间有深压痛，叩击呈放射性疼痛。⑤ 下肢皮肤异常对椎间盘突出定位有意义。⑥ 双侧跟腱反射的对比和肌力测定有助于诊断。⑦ 测量小腿周径能了解大腿废用的程度。⑧ X线，CT，MRI检查能帮助明确诊断和了解病情的轻重。

治疗：症状轻者可作理筋、药物、针灸等治疗；症状重者可作麻醉推拿、骨盆牵引等治疗，经上述治疗无效者，可考虑手术治疗。

59. 试述治疗骨质疏松症的常用中西医方法。

答: 治疗骨质疏松症的方法有

(1) 中医：骨质疏松症中医病机在于肾虚精亏、邪滞经络,故当以补肾驱邪为治疗大法。对肾阴不足者,治宜滋补肾阴,益精养骨,方以左归丸、六味地黄丸加减;若肝肾阴虚、虚火上炎者,治宜滋阴降火,上方与知柏地黄丸加减,寒甚加肉苁蓉、淫羊藿、仙茅;若肾虚风寒湿邪痹阻者,上方与独活寄生汤加减。脾胃气虚者,治宜健脾益气、填精养髓,方用参苓白术散加减。气血两虚者,治以气血双补、养髓壮骨,方用八珍汤加减。脾肾气血俱虚者,治宜补气血强腰膝、壮筋健骨,方用八珍汤加龟板、鹿角胶或独活寄生汤加减。临证还要根据有无肝肾阴虚、气血虚的轻重进行养阴、益气养血。在扶正的同时进行驱邪治疗,包括温化寒湿、养阴清热、活血化瘀、化痰通络等。

(2) 西医

1) 基础措施

A. 调整生活方式：富含钙、低盐和适量蛋白质的均衡膳食。注意适当户外活动,有助于骨健康的体育锻炼和康复治疗。避免嗜烟、酗酒,慎用影响骨代谢的药物等。采取防止跌倒的各种措施：如注意是否有增加跌倒危险的疾病和药物,加强自身和环境的保护措施(包括各种关节保护器)等。

B. 骨健康基本补充剂:① 钙剂:我国营养学会制定成人每日钙摄入推荐量800 mg(元素钙量)是获得理想骨峰值,维护骨骼健康的适宜剂量,如果饮食中钙供给不足可选用钙剂补充,绝经后妇女和老年人每日钙摄入推荐量为1 000 mg。我国老年人平均每日从饮食中获钙约400 mg,故平均每日应补充的元素钙量为500～600 mg。钙摄入可减缓骨的丢失,改善骨矿化。用于治疗骨质疏松症时,应与其他药物联合使用。目前尚无充分证据表明单纯补钙可以替代其他抗骨质疏松药物治疗。钙剂选择要考虑其安全性和有效性。② 维生素D:有利于钙在胃肠道的吸收。维生素D缺乏可导致继发性甲状旁腺功能亢进,增加骨的吸收,从而引起或加重骨质疏松。成年人推荐剂量为200 IU(5 μg)/d,老年人因缺乏日照以及摄入和吸收障碍常有维生素D缺乏,故推荐剂量为400～800 IU(10～20 μg)/d。有研究表明补充维生素D能增加老年人肌肉力量和平衡能力,因此可降低跌倒的危险,进而降低骨折风险。维生素D用于治疗骨质疏松症时,应与其他药物联合使用。临床应用时应注意个体差异和安全性,定期监测血钙和尿钙,酌情调整剂量。

2) 药物治疗:用于已有骨质疏松症(T≤－2.5)

或已发生过脆性骨折;或已有骨量减少。

A. 抗骨吸收药物

① 双膦酸盐类:有效抑制破骨细胞活性、降低骨转换。大样本的随机双盲对照临床试验研究证据表明阿仑膦酸盐(Alendronate)(福善美或固邦)可明显提高腰椎和髋部骨密度,显著降低椎体及髋部等部位骨折发生的危险。国内已有阿仑膦酸盐制剂。其他双膦酸盐如羟乙基双膦酸盐(Etidronate)也可探索性地应用(周期用药)。应用时应根据各种制剂的特点,严格遵照正确的用药方法(如阿仑膦酸钠应在早晨空腹时以 200 ml 清水送服,进药后 30 min 内不能平卧和进食),极少数患者发生药物反流或发生食管溃疡。故有食管炎、活动性胃及十二指肠溃疡、反流性食管炎者慎用。目前临床上应用的阿仑磷酸钠有 10 mg/片(每日 1 次)和 70 mg/片(每周 1 次)两种,后者服用更方便,对消化道刺激更小,有效且安全,因而有更好的依从性。

② 降钙素类:能抑制破骨细胞的生物活性和减少破骨细胞的数量。可预防骨量丢失并增加骨量。目前应用于临床的降钙素类制剂有二种:鲑鱼降钙素和鳗鱼降钙素类似物。随机双盲对照临床试验研究证据显示每日 200 IU 合成鲑鱼降钙素鼻喷剂(密盖息),能降低骨质疏松患者的椎体骨折发生率。降钙

素类药物的另一突出特点是能明显缓解骨痛，对骨质疏松性骨折或骨骼变形所致的慢性疼痛以及骨肿瘤等疾病引起的骨痛均有效，因而更适合有疼痛症状的骨质疏松症患者。降钙素类制剂应用疗程要视病情及患者的其他条件而定。一般情况下，应用剂量为鲑鱼降钙素 50 IU/次，皮下或肌肉注射，根据病情每周 2～5 次，鲑鱼降钙素鼻喷剂 200 IU/日；鳗鱼降钙素 20 IU/周，肌肉注射。应用降钙素，少数患者可有面部潮红、恶心等不良反应，偶有过敏现象。

③ 选择性雌激素受体调节剂(SERMs)：有效抑制破骨细胞活性，降低骨转换至妇女绝经前水平。大样本的随机双盲对照临床试验研究证据表明每日一片雷诺昔芬(Raloxifene，60 mg)，能阻止骨丢失，增加骨密度，明显降低椎体骨折发生率，是预防和治疗绝经后骨质疏松症的有效药物。该药只用于女性患者，其特点是选择性地作用于雌激素的靶器官，对乳房和子宫内膜无不良作用，能降低雌激素受体阳性浸润性乳癌的发生率，不增加子宫内膜增生及子宫内膜癌的危险。对血脂有调节作用。少数患者服药期间会出现潮热和下肢痉挛症状。潮热症状严重的围绝经期妇女暂时不宜用。国外研究显示该药轻度增加静脉栓塞的危险性，故有静脉栓塞病史及有血栓倾向者如长期卧床和久坐期间禁用。

④ 雌激素类：此类药物只能用于女性患者。雌激素类药物能抑制骨转换阻止骨丢失。临床研究已充分证明雌激素或雌孕激素补充疗法（ERT 或 HRT）能降低骨质疏松性骨折的发生危险，是防治绝经后骨质疏松的有效措施。基于对激素补充治疗利与弊的全面评估，建议激素补充治疗遵循以下原则：

适应证：有绝经期症状（潮热、出汗等）及（或）骨质疏松症及（或）骨质疏松危险因素的妇女，尤其提倡绝经早期开始用收益更大风险更小。

禁忌证：雌激素依赖性肿瘤（乳腺癌、子宫内膜癌）、血栓性疾病、不明原因阴道出血及活动性肝病和结缔组织病为绝对禁忌证。子宫肌瘤、子宫内膜异位症、有乳腺癌家族史、胆囊疾病和垂体泌乳素瘤者慎用。

有子宫者应用雌激素时应配合适当剂量的孕激素制剂，以对抗雌激素对子宫内膜的刺激，已行子宫切除的妇女应只用雌激素，不加孕激素。激素治疗的方案、剂量、制剂选择及治疗期限等应根据患者情况个体化。应用最低有效剂量。坚持定期随访和安全性监测（尤其是乳腺和子宫）。是否继续用药应根据每位妇女的特点每年进行利弊评估。

B. 促进骨形成药物：甲状旁腺激素（PTH）：随机双盲对照试验证实，小剂量 rhPTH（1 - 34）有促进骨形成的作用,能有效地治疗绝经后严重骨质疏松,增加骨密度,降低椎体和非椎体骨折发生的危险,因此适用于严重骨质疏松症患者。一定要在专业医师指导下应用。治疗时间不宜超过 2 年。一般剂量是 20 μg/d,肌肉注射,用药期间要监测血钙水平,防止高钙血症的发生。

C. 其他药物:活性维生素 D,适当剂量的活性维生素 D 能促进骨形成和矿化,并抑制骨吸收。有研究表明,活性维生素 D 对增加骨密度有益,能增加老年人肌肉力量和平衡能力,降低跌倒的危险,进而降低骨折风险。老年人更适宜选用活性维生素 D,它包括 1α -羟维生素 D(α -骨化醇)和 1,25 -双羟维生素 D(骨化三醇)两种,前者在肝功能正常时才有效,后者不受肝、肾功能的影响。应在医师指导下使用,并定期监测血钙和尿钙水平。骨化三醇:剂量为 0.25～0.5 μg/d;α -骨化醇为 0.25～0.75 μg/d。在治疗骨质疏松症时,可与其他抗骨质疏松药物联合应用。

3) 外科治疗:胸腰段骨质疏松性椎体压缩骨折(osteoporotic vertebral compression facture, OVCF)是骨质疏松症最常见的并发症之一,轻微外伤即可造成多节段的椎体压缩性骨折。目前,对椎体高度丢失大于 1/3,或多节段压缩骨折,且疼痛剧烈者多主张手术治疗。随着现代技术的发展,经皮椎体成形术

(percutaneous vertebroplasty, PVP)和经皮锥体后凸成形术(percutaneous kyphoplasty, PKP)逐渐成为OVCF的治疗趋势。

60. 简述福善美和密固达应用的区别。

答:福善美主要成分为阿仑膦酸钠,密固达主要成分为唑来膦酸,皆属于双磷酸盐。

密固达主要用于治疗Paget's病(变形性骨炎)。推荐剂量为一次静脉滴注5 mg唑来膦酸,100 ml水溶液以输液管恒定速度滴注。滴注时间不得少于15 min。密固达不可与任何含钙溶液接触,不能与其他治疗药物混合或同时静脉给药。给药前患者必须进行适当的补水,特别是同时接受利尿剂治疗的患者。在使用密固达治疗的同时应服用足量维生素D。此外,对于正接受治疗的变形性骨炎的患者必须至少10日内确保补充足量的钙剂(每次500 mg,每日两次)。对肌酐清除率在30 ml/min以下的患者不推荐使用密固达。肌酐清除率大于等于30 ml/min的患者使用时无需调整剂量。肝功能不全患者无需调整给药剂量。不良反应:静脉给予密固达后绝大多数怀疑与药物相关的不良反应出现在给药后的3日内,主要包括:流感样症状(11.9%),发热(6.8%),头痛(6.2%),恶心(5.6%),骨痛(4.5%),肌痛(6.2%),关节痛(4.0%)。

所出现的这些主要症状可在发作后的 4 日内逐渐消失。

福善美主要用于治疗绝经后妇女的骨质疏松症，以预防腹部和脊柱骨折(椎体压缩性骨折)。该品必须在每日第一次进食、喝饮料或应用其他药物治疗之前的至少半小时，用白水送服，因为其他饮料(包括矿泉水)、食物和一些药物有可能会降低该品的吸收。该品应该只能在每周固定的一天晨起时使用。为尽快将药物送至胃部，降低对食管的刺激，该品应在清晨用一满杯白水送服，并且在服药后至少 30 min 之内和当日第一次进食前，患者应避免躺卧。该品不应在就寝时及清早起床前服用，否则会增加发生食管不良反应的危险。用法用量：① 绝经后妇女骨质疏松症的治疗：推荐剂量为每周 1 片，1 次 1 片 70 mg。② 治疗男性骨质疏松症以增加骨量：推荐剂量为每周 1 次，1 次 1 片 70 mg。副作用如下：全身反应——过敏反应，包括荨麻疹和罕见的血管性水肿。胃肠道反应——恶心、呕吐、食管炎、食管糜烂、食管溃疡、罕见食管狭窄、口咽溃疡、胃和十二指肠溃疡。皮肤反应——皮疹等。

常用中成药简介

1．云南白药(胶囊)

【组成】略。

【功效】化瘀止血，活血止痛，解毒消肿。

【主治】跌打损伤，瘀血肿痛。

【用法】口服，每次 1～2 粒，每日 4 次。

【规格】每粒 0.25 克，每瓶 32 粒。

2．伤科接骨片

【组成】三七、红花、炙海星、炙乳香、炙没药、炙鸡骨、土鳖虫等。

【功效】活血化瘀，消肿止痛，舒筋壮骨。

【主治】跌打损伤，闪腰岔气，伤筋动骨，瘀血肿痛，损伤红肿等。

【用法】口服，成人每次 4 片，10～14 岁儿童一次 3 片。每日 3 次。

【规格】0.36 克/片，每瓶 60 片。

3. 接骨七厘片

【组成】乳香、没药、当归、打黄、土地鳖、骨碎补、血竭、自然铜、硼砂。

【功效】活血化瘀,接骨止痛。

【主治】跌打损伤,续筋接骨,血瘀疼痛。

【用法】每次 5 片,每日 2 次。

【规格】每片 0.3 克,每盒 60 片。

4. 益肾蠲痹丸

【组成】地黄、当归、仙灵脾、骨碎补、蜂房、全蝎、蜈蚣、地鳖虫、地龙等二十味中药。

【功效】温补肾阳,益肾壮督,搜风剔邪,蠲痹通络。

【主治】关节疼痛、肿大、红肿热痛、屈伸不利,肌肉疼痛、消瘦或僵硬畸形的顽痹(类风湿关节炎)。

【用法】每次 8 克,疼痛剧烈可加至 12 克,每日 3 次,饭后温开水送服。

【规格】8 克/袋。

5. 正清风痛宁缓释片

【组成】盐酸青藤碱

【功效】祛风除湿,活血通络,利尿消肿。

【主治】风湿与类风湿关节炎属风寒湿痹，症见肌肉酸痛，关节肿胀、疼痛、曲伸不利、麻木僵硬等；慢性肾炎属湿邪瘀阻证者，症见反复浮肿，腰部酸痛、肢体困重，尿少，舌质紫暗或有瘀斑，苔腻等。

【用法】风寒湿痹证：口服，每次 1～4 片，每日 3～12 片，饭前或遵医嘱。慢性肾炎：口服，每次 3 片，每日 3 次，3 个月为 1 个疗程。

【规格】每片 60 毫克，每盒 12 片。

6．新癀片

【组成】肿节风、三七、牛黄等。

【功效】清热解毒，活血化瘀，消肿止痛。

【主治】热毒瘀血所致的痹痛，如风湿性关节炎等。

【用法】每次 2～4 片，每日 3 次。

【规格】每片 0.32 克，每盒 36 片。

7．仙灵骨葆

【组成】淫羊藿、续断、补骨脂、地黄、丹参、知母。

【功效】滋补肝肾，活血通络，强筋壮骨。

【主治】用于肝肾不足，瘀血阻络所致骨质疏松症。

【用法】每次 3 粒，每日 2 次；4～6 周为 1 个疗程。

【规格】每粒0.5克,每瓶50粒。

8. 麝香解痛膏

【组成】生附子、丁香、川芎、大黄、红花、冰片、甘松、麝香等。

【功效】活血散寒止痛。

【主治】扭挫伤、关节酸痛等。

【用法】洗净患处,揩干,将药贴于患处,每日换药一次。

【规格】3×2片/张/袋

9. 骨痛贴膏

【组成】丁公藤、麻黄、乳香、辣椒等。

【功效】祛风散寒,活血通络,消肿止痛。

【主治】用于骨痹属寒湿阻络兼血瘀证之局部关节疼痛、肿胀、麻木重着、屈伸不利或活动受限;退行性骨关节炎见上述症状者。

【用法】外用,洗净患处,揩干,将药贴于患处;7天为1个疗程。

【规格】每袋2贴,每盒6袋。

10. 冰栀伤痛气雾剂

【组成】大黄、栀子、肿节风、马前子、生地、降香、冰片、松节等。

【功效】清热解毒凉血,活血化瘀止痛。

【主治】跌打损伤,瘀血肿痛,亦可用于浅二度烧伤。

【用法】外用,摇匀后喷于患处,每日 2 次;清创后喷于患处成膜,隔日 1 次。

【规格】每瓶总量 30 毫升。

11. 颈痛灵胶囊

【组成】熟地黄、制何首乌、黑芝麻、当归、天麻、丹参、葛根等。

【功效】滋补肝肾,活络止痛。

【主治】用于颈椎病引起的疼痛。

【用法】口服,一次 2 粒,一日 2 次;4 周为 1 个疗程。

【规格】每粒装 0.5 克。12 粒/板×2 板。

12. 代温灸膏

【组成】辣椒、肉桂、生姜、肉桂油。

【功效】温通经脉,散寒镇痛。

【主治】用于风寒阻络所致腰背、四肢关节冷痛;风寒内停引起的脘腹冷痛,虚寒泄泻;慢性虚寒性胃肠炎,慢性风湿性关节炎见上述症状者。

【用法】外用,按穴位敷贴。

【规格】每盒装 6 袋,每袋 2 贴。

13. 虎力散

【组成】制草乌、三七、断节参、白云参。

【功效】祛风除湿,舒筋活络,行瘀,消肿定痛。

【主治】风湿麻木,筋骨疼痛,跌打损伤,创伤流血。

【用法】口服,一次 1 粒,一日 1～2 次,开水或温酒送服。外用,将内容物撒于伤口处。

【规格】每盒 8 粒。

14. 祖师麻片

【组成】祖师麻。

【功效】祛风除湿,活血止痛。

【主治】风湿痹证,关节炎,类风湿关节炎。

【用法】口服,一次 3 片,一日 3 次。

【规格】18 片×3 板/盒。

15. 盘龙七片

【组成】盘龙七、壮筋丹、五加皮、杜仲、当归、珠子参、青蛙七、过山龙等。

【功效】活血化瘀,祛风除湿,消肿止痛。

【主治】风湿性关节炎,腰肌劳损,骨折及软组织损伤。

【用法】口服，一次 3～4 片，一日 3 次。

【规格】18 片×2/板/盒。

16. 蟾乌巴布膏

【组成】蟾酥、川乌、两面针、重楼、关白附、芙蓉叶、三棱等。

【功效】活血化瘀，消肿止痛。

【主治】肺、肝、胃等多种癌症引起的疼痛。

【用法】外用，一次一贴，1～2 日换药一次。

【规格】8 厘米×12 厘米。

17. 雪山金罗汉

【组成】铁棒槌、延胡索、五灵脂、雪莲花、川芎、红景天、秦艽、桃仁等。

【功效】活血消肿止痛。

【主治】急慢性扭挫伤，风湿性关节炎，类风湿关节炎，痛风，肩周炎，骨质增生所致的肢体关节疼痛肿胀，以及神经性头痛。

【用法】涂在患处，一日 3 次。

【规格】45 毫升。

18. 青鹏软膏

【组成】棘豆、亚大黄、铁棒锤等。

【功效】活血化瘀,消炎止痛。

【主治】痛风,风湿性关节炎,类风湿关节炎等。

【用法】涂在患处,一日 2 次。

【规格】20 克/支。

19. 治伤软膏

【组成】毛冬青,楤木,矩形叶鼠刺根,朱砂根,三叶赤楠根等。

【功效】散瘀消肿止痛。

【主治】跌打损伤局部疼痛。

【用法】外用,涂敷患处,一日一次或隔日 1 次。

【规格】30 克/支。

20. 狗皮膏(改进型)

【组成】天麻、杜仲、乳香、没药、血竭、细辛、肉桂等。

【功效】祛风散寒,舒筋活血,和络止痛。

【主治】用于风寒湿痹、肩臂腰腿疼痛、肢体麻木、跌打损伤。

【用法】外用,洗净患处,揩干,将药贴于患处。1～2 日换一次。

【规格】1 贴×6。

21. 复方紫荆消伤膏

【组成】紫荆皮、蔓荆子、大黄、川芎、生天南星、生马前子等。

【功效】活血化瘀、消肿止痛、舒筋活络。

【主治】气滞血瘀之急、慢性软组织损伤。

【用法】外用。

【规格】每袋 2 片,每盒 3 袋。

常用方剂汇总

二　画

二陈汤(《太平惠民和剂局方》):半夏(汤洗七次)五两,橘红五两,茯苓三两,炙甘草一两半。

十灰散(《十药神书》):大蓟、小蓟、荷叶、侧柏叶、茅根、茜草根、大黄、山栀、棕榈皮、牡丹皮,以上各药等分。

十全大补汤(《医学发明》):党参、白术、茯苓、炙甘草、当归、川芎、熟地黄、白芍、黄芪、肉桂。

七厘散(一名伤科七厘散《良方集腋》):血竭一两,麝香一钱二厘,冰片一分二厘,乳香一钱五分,没药一钱五分,红花一钱五分,朱砂一钱二分,儿茶二钱四分。

八仙逍遥汤(《医宗金鉴》):防风、荆芥、川芎、甘草各一钱,当归二钱,苍术三钱,牡丹皮三钱,川椒三钱,苦参五钱,黄柏二钱。

八珍汤(《正体类要》):党参、白术、茯苓、炙甘草、川芎、当归、熟地黄、白芍、生姜、大枣。

三　画

三妙丸(《医学正传》):黄柏(酒炒)四两,苍术(米泔浸一二宿,细切,焙干)六两,牛膝(去芦)二两。

大成汤(《理伤续断方》):当归二两,木通二两,枳壳四两,厚朴少许,苏木二两,大黄四两,芒硝(冲服)二两,川红花二两,陈皮二两,甘草二两。

大活络丹(《兰台轨范》):白花蛇(酒浸)二两,乌梢蛇(酒浸)二两,威灵仙(酒浸)二两,两头尖(酒浸)二两,草乌二两,天麻(煨)二两,全蝎(去毒)二两,何首乌(黑豆水浸)二两,龟甲(炙)二两,麻黄二两,贯众二两,甘草(炙)二两,羌活二两,肉桂二两,藿香二两,乌药二两,黄连二两,熟地黄二两,大黄(蒸)二两,木香二两,沉香(用心)二两,细辛一两,赤芍一两,没药(去油)一两,丁香一两,乳香(去油)一两,僵蚕一两,天南星(姜制)一两,青皮一两,骨碎补一两,白豆蔻一两,安息香(酒熬)一两,附子(制)一两,黄芩(蒸)一两,茯苓一两,香附(酒浸,焙)一两,玄参一两,白术各一两,防风二两,葛根一两半,虎胫骨(炙)一两半,当归一两半,血竭七钱,地龙(炙)五钱,犀角五钱,麝香五钱,松香五钱,牛黄一钱半,冰片一钱半,人参三两。

小活络丹(《太平惠民和剂局方》):制川乌、制草乌、地龙、制南星、乳香、没药各二两二钱。

小蓟饮子(《济生方》)：小蓟、生地黄、滑石、蒲黄(炒)、通草、淡竹叶、藕节、当归、栀子、甘草各等分。

四　画

五味消毒饮(《医宗金鉴》)：金银花三钱，野菊花、蒲公英、紫花地丁、紫背天葵各一钱二分。

乌头汤(《金匮要略》)：麻黄、芍药、黄芪、炙甘草各三两，川乌五枚。

六味地黄(丸)汤(《小儿药证直诀》)：熟地黄八钱，淮山药四钱，茯苓三钱，泽泻三钱，山茱萸四钱，牡丹皮三钱。

五　画

甘姜苓术汤(即甘草干姜茯苓白术汤，《金匮要略》)：甘草二两，干姜四两，茯苓四两，白术二两。

左归丸(《景岳全书》)：熟地黄八两，淮山药四两，山茱萸四两，枸杞子四两，菟丝子四两，鹿角胶四两，龟板四两，川牛膝三两，蜜糖适量。

右归丸(《景岳全书》)：熟地黄八两，淮山药四两，山茱萸三两，枸杞子四两，菟丝子四两，杜仲四两，鹿角胶四两，当归三两，附子二两，肉桂二两，蜜糖适量。

归脾汤(《正体类要》)：白术一钱，当归一钱，人参一钱，黄芪一钱，酸枣仁一钱，木香五分，远志一钱，炙甘草三分，龙眼肉一钱，茯苓一钱。

四生丸（《杨氏家藏方》）：生地黄、生艾叶、生荷叶、生侧柏叶各等分。

四生散（原名青州白丸子，《和剂局方》）：生川乌半两，生南星三两，生白附子二两，生半夏七两。

四君子汤（《圣济总录》）：党参、炙甘草、茯苓、白术各等分。

四物汤（《和剂局方》）：川芎、当归、白芍、熟地黄各等分。

生血补髓汤（《伤科补要》）：生地黄、芍药、川芎、黄芪、杜仲、五加皮、牛膝、红花、当归、续断。

半夏白术天麻汤（《脾胃论》）：黄柏二分，干姜三分，天麻五分，苍术五分，茯苓五分，黄芪五分，泽泻五分，人参五分，白术一钱，神曲一钱，半夏（汤洗7次）一钱五分，麦芽一钱五分，橘皮一钱五分。

加味乌药汤（《济阴纲目》）：乌药一两，缩砂一两，木香一两，延胡索一两，香附（炒，去毛）二两，炙甘草一两半。

加味四君子汤（《直指》）：人参一两，白茯苓一两，白术一两，甘草（炙）半两，黄耆（炙）一两，白芍药一两，白扁豆（制）一两

加味犀角地黄汤（《治疹全书》）：生地、丹皮、白

芍、连翘、丹参、防风、川连、柴胡、牛蒡。

圣愈汤(《兰室秘藏》):熟地黄、生地黄、人参、川芎各三分,当归、黄芩各五分。

六　画

血府逐瘀汤(《医林改错》):当归三钱,生地黄三钱,桃仁四钱,红花三钱,枳壳二钱,赤芍二钱,柴胡一钱,甘草一钱,桔梗一钱半,川芎一钱半,牛膝三钱。

壮筋养血汤(《伤科补要》):当归、川芎、白芷、续断、红花、生地黄、牛膝、牡丹皮、杜仲。

防风通圣汤(《宣明论方》):防风半两,川芎半两,当归半两,芍药半两,大黄半两,芒硝半两,连翘半两,薄荷叶半两,麻黄半两,石膏一两,黄芩一两,桔梗一两,滑石三两克,生甘草二两,荆芥穗二钱半,白术二钱半,栀子二钱半。

七　画

身痛逐瘀汤(《医林改错》):秦艽一钱,川芎二钱,桃仁三钱,红花三钱,甘草二钱,羌活一钱,没药二钱,当归三钱,五灵脂二钱,香附一钱,牛膝三钱,地龙二钱。

羌活胜湿汤(《内外伤辨惑论》):羌活一钱,独活一钱，藁本五分，防风五分，甘草五分，川芎五分，蔓荆子三分。

补中益气汤（《内外伤辨惑论》）：黄芪一钱，党参三分，白术三分，陈皮三分，炙甘草五分，当归三分，升麻三分，柴胡三分。

补阳还五汤（《医林改错》）：生黄芪四两，当归二钱，赤芍一钱半，地龙一钱，川芎一钱，红花一钱，桃仁一钱。

补肾壮筋汤（丸）（《伤科补要》）：熟地黄、当归、牛膝、山茱萸、茯苓、续断、杜仲、芍药、青皮、五加皮。

八　画

苦参汤（《金匮要略》）：苦参适量。

知柏地黄丸（即知柏八味丸，《医宗金鉴》）：知母、黄柏各二钱，熟地黄八钱，淮山药四钱，茯苓三钱，泽泻三钱，山茱萸四钱，牡丹皮三钱。

和营止痛汤（《伤科补要》）：赤芍、当归尾、川芎、苏木、陈皮、桃仁、续断、乌药、乳香、没药、木通、甘草。

金匮肾气丸（即附桂八味丸，《金匮要略》）：熟地黄八两，淮山药四两，山茱萸四两，泽泻三两，茯苓三两，牡丹皮三两，肉桂一两（焗冲），熟附子一两。

参苓白术散（《和剂局方》）：白扁豆一斤半，人参二斤，白术二斤，茯苓二斤，炙甘草二斤，淮山药二斤，莲子肉一斤，薏苡仁一斤，桔梗一斤，砂仁一斤，上药枣汤调下。

九　画

复元活血汤(《医学发明》)：柴胡半两，天花粉三钱，当归尾三钱，红花二钱，穿山甲二钱，酒浸大黄一两，酒浸桃仁五十个。

复元通气散(《伤科补要》)：木香、茴香、穿山甲(炙酥)、青皮、甘草、陈皮、白芷、贝母(去心，姜制)、漏芦。

顺气活血汤(《伤科大成》)：苏梗一钱，厚朴一钱，枳壳一钱，砂仁五分，归尾二钱，红花五分，木香四分，赤芍一钱，桃仁三钱，苏木二钱，香附一钱。

独活寄生汤(《千金方》)：独活三两，防风、川芎、牛膝、桑寄生、秦艽、杜仲、当归、茯苓、党参、熟地黄、白芍、细辛、甘草各二两，肉桂二两(焗，冲)。

活血止痛汤(《伤科大成》)：当归二钱，川芎六分，乳香一钱，苏木二钱，红花五分，没药一钱，土鳖虫三钱，三七一钱，赤芍一钱，陈皮一钱，落得打二钱，紫荆藤三钱。

活血化瘀汤(经验方)：柴胡 10 克，白芍药、益母草、鸡血藤、当归、丹参各 15 克，赤芍药、泽兰、怀牛膝、刘寄奴、苏木各12克。

活血祛瘀汤(经验方):丹参30克,当归9克,赤芍9克,鸡血藤15克,桃仁6克,玄胡9克,郁金9克,三七(研)3克,香附9克,枳壳6克,广木香6克,甘草3克。

活血祛瘀汤(经验方):当归15克,红花6克,土鳖虫9克,自然铜9克,狗脊9克,骨碎补15克,没药6克,乳香6克,三七3克,路路通6克,桃仁9克。

加减法:① 便秘:去骨碎补、没药、乳香,加郁李仁15克,火麻仁15克。② 疼痛剧者加延胡索9克。③ 食欲不振:加砂仁9克。④ 心神不宁:加龙齿15克,磁石15克,枣仁9克,远志9克。⑤ 尿路感染:加知母9克,黄柏15克,车前子15克,泽泻15克。

宣痹汤(《温病条辨》):防己五钱,杏仁五钱,滑石五钱,连翘三钱,山栀三钱,薏苡五钱,半夏(醋炒)三钱,晚蚕沙三钱,赤小豆三钱。

十　画

桂枝汤(《伤寒论》):桂枝三两,芍药三两,生姜三两,大枣(切)十二枚,炙甘草二两。

桃仁承气汤(《伤寒论》):桃仁五十个,大黄(后下)四两,桂枝二两,甘草二两,芒硝二两(冲服)。

桃红四物汤(《中国医学大辞典》):桃仁、川芎、当归、赤芍、生地黄、红花、牡丹皮、制香附、玄胡索。

桃花散(《玉案》)：白石灰一升，大黄三两。

柴胡疏肝散(《景岳全书》)：柴胡二钱，芍药一钱半，枳壳一钱半，甘草五分，川芎一钱半，香附一钱半，陈皮二钱。

健脾养胃汤(《伤科补要》)：人参、白术、黄芪、归身、白芍、陈皮、小茴、山药、茯苓、泽泻。

海桐皮汤(《医宗金鉴》)：海桐皮、透骨草、乳香、没药各二钱，当归一钱五分，川椒三钱，川芎一钱，红花一钱，威灵仙、甘草、防风、白芷各八分。

十 一 画

黄芪桂枝五物汤(《金匮要略》)：黄芪三两，芍药三两，桂枝三两，生姜六两，大枣十二枚。

麻子仁丸(《伤寒论》)：麻子仁二升，芍药半斤，枳实(炙)半斤，大黄(去皮)一斤，厚朴(炙，去皮)一尺，杏仁(去皮、尖，炒)一升。

麻桂温经汤(《伤科补要》)：麻黄、桂枝、红花、白芷、细辛、桃仁、赤芍、甘草。

续骨活血汤(经验方)：当归尾、赤芍、白芍、生地黄、红花、土鳖虫、骨碎补、煅自然铜、续断、落得打、乳香、没药。

十 二 画

散瘀和伤汤(《医宗金鉴》)：番木鳖(油炸)五钱，红花五钱，生半夏五钱，骨碎补三钱，甘草三钱，葱须一两。

葛根汤(《伤寒论》)：葛根四两，麻黄三两，桂枝三两，白芍二两，甘草二两，生姜三两，大枣十二枚。

舒筋汤(《证治准绳》)：姜黄四两，羌活、甘草各一两，白术、海桐皮、当归、赤芍药个二两。

舒筋活血汤(《伤科补要》)：羌活、防风、荆芥、独活、当归、续断、青皮、牛膝、五加皮、杜仲、红花、枳壳。

犀角地黄汤(《千金方》)：生地黄八两，赤芍三两，牡丹皮二两，犀角一两(锉细末冲)。

十 三 画

新伤续断汤(经验方)：当归尾、土鳖虫、乳香、没药、丹参、自然铜(醋煅)、骨碎补、泽兰叶、延胡索、苏木、续断、桑枝、桃仁。

十 四 画

膈下逐瘀汤(《医林改错》)：当归三钱，川芎二钱，赤芍二钱，桃仁三钱，红花三钱，枳壳一钱半，牡丹皮二钱，香附一钱半，延胡索一钱，乌药二钱，五灵脂二钱，甘草三钱。

十五画及以上

蠲痹汤（《杨氏家藏方》）：羌活一两半，羌黄一两半，当归一两半，赤芍一两半，黄芪一两半，防风一两半，炙甘草半两，生姜五片。

参阅书籍

1. 樊粤光,詹红生. 中医骨伤科学. 人民卫生出版社,2012.
2. 石印玉. 中西医结合骨伤科学. 中国中医药出版社,2007.
3. 詹红生,马勇. 中医筋伤学. 上海科学技术出版社,2012.
4. 严振国. 正常人体解剖学. 中国中医药出版社,2004.
5. 王亦璁. 骨与关节损伤. 人民卫生出版社,1980.
6. 程晓光. 骨与关节影像诊断必读. 人民军医出版社,2007.
7. 邱贵兴,戴尅戎. 骨科手术学. 人民卫生出版社,2005.
8. 明・薛己. 正体类要.
9. 清・吴谦等. 医宗金鉴.
10. 唐・蔺道人. 仙授理伤续断秘方.

参 考 书 目

1. 王亦璁. 骨与关节损伤. 人民卫生出版社,2007.
2. 胥少汀,葛宝丰,徐印坎. 实用骨科学. 人民军医出版社,2009.
3. 吴阶平,裘法祖. 黄家驷外科学. 人民卫生出版社,2000.
4. 熊涛. 医学全科单症状单病种诊断学. 中国医药科技出版社,2005.
5. 宋修军,李明,马玉林,等. 临床骨科诊断学. 科技文献出版社,2010.
6. 马智,于柏龙. 临床症状体征鉴别诊断学. 军事医学科学出版社,2006.
7. 中华医学会. 临床诊疗指南：骨科分册. 人民卫生出版社,2009.
8. 王和鸣. 中医骨伤科学(第 2 版). 中国中医药出版社,2004.
9. 陈孝平. 外科学(第 2 版). 人民卫生出版社,2010.
10. Thomas P Ruedi,Richard E Buckley,Christopher G Moran. 骨折治疗的 AO 原则(第 2 版). 上海科学技术出版社,2010.

11. 程晓光. 骨与关节影像诊断必读. 人民军医出版社,2007.
12. 樊粤光,詹红生. 中医骨伤科学. 人民卫生出版社,2012.
13. 詹红生,马勇. 中医筋伤学. 上海科学技术出版社,2012.
14. 石印玉. 中西医结合骨伤科学. 中国中医药出版社,2007.
15. 上海市卫生局. 上海市中医病症诊疗常规(第2版). 上海中医药大学出版社,2003.